長生きしたければ ただ歩けばいいってものではない

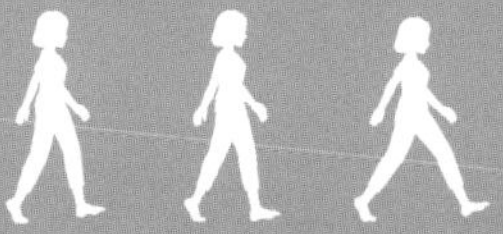

帝京平成大学大学院
健康科学研究科教授
渡會公治 著

大泉書店

はじめに

『長生きしたければただ歩けばいいってものではない』。この日本語はちょっと変だと思いませんか、国語のテストだと減点されるかもしれません。正確に表現すると、長生きをしたければ、歩くことが必要である。しかし、ただ歩けばいいというものではない、「いろいろ知識を広げ、考えて行う必要がある」。では「何を?」という疑問が浮かぶ、そこで本書を見てくださいという意味を含めてこの題名になりました。

ただ歩くだけではもったいない。ヒトの身体の精妙なしくみを知ること、使いこなすことにチャレンジしてみると奥が深く、身体についての興味も増し、身体も変わってきます。足腰の痛みは消え、体力・気力も高まるでしょう。本書のすすめている身体の使い方、動きをやってみると、ただ歩けばいいかといえば、そうではないだろうと誰でも思いつくはずです。

現代のネット社会では、いろいろな知識や情報が、簡単に手に入ります。身体の構造や機能などの画像・動画も含めて、多くの情報から学ぶことができます。情報だけあふれても困りますが、身体の情報は自分で動いて確かめることができます。身体を実際に動かして、うまく動けたり、疲れたり、限界を感じたりしながら、よりよい使い方を選ぶことが楽しく感じられてくるでしょう。そして、これらの体験が現代人に必要な知恵・教養となります。介護のお世話につながる、生活習慣病を防ぐことにもつながるはずです。

子どもがいる人には是非、子どものうちから、よりよい動きを求めることを体験させて、身体の面白さや運動の面白さを教えてください。しかしながら、子どもも大人もゲームやネットなど、身体を動かさずに座って眼と手だけを使っているのが現代人です。食料、獲物、住まいを探すために、移動（ロコモーション）して身体を動かして生きてきたヒトという動物が原点だと考えると、とても異常な生活習慣です。原点に戻るためにも、動くこと・歩くことが推奨されます。生活習慣病になる前に、身体の精妙さ、面白さに目を向ければ、新しい世界が広がってくるでしょう。

本書では歩くことにテーマを絞りましたが、歩くためには立つこと・座ることも関係してきます。歩くのが面倒だと思っている人は、寝て動くところから始めて、次は立つことを考えてみましょう。そして、立ち姿にも美しい人とそうでない人がいること、「人」という字は、立っている姿を映した象形文字であることなども想起してみてください。

日本はついに超高齢社会を迎え、メタボや認知症の対策のために、歩く歩数を増やすことが推奨されています。歩くことは、たくさんの筋肉を使い、誰でもどこでもできる運動と思われていますが、ロコモ（ロコモティブシンドローム＝運動器症候群）による足腰の痛みで、介護のお世話になる人が増えているように、高齢になったときにだれもが思い通りに歩けるわけではありません。長生きをしても身体がついてこなければ、つらい日々になります。

高齢になっても自分の足で思い通りに歩くためには、知っておくべきことがあります。身体の中の歩く装置、つまり、骨、関節、筋肉、神経、血管などの手入れが必要だということです。それには何より自分の身体をもっとよく知ることです。

さあ、身体の世界へ――。

本書は、ヨガ、太極拳から現代のピラティス、フェルデンクライスなど、身体を動かしながら、よりよい使い方を求め、生活の質を高めていこうという流れの知識を取り入れました。身体を実際に動かしながら、身体に目覚めていただけることを願っています。

渡會公治

もくじ

第3章 美しく「立つ・座る」ことから始めよう！

第4章 美しく「歩く」トレーニングをしよう！

Q&A みなさんの質問に、お答えします。

第1章

「健康寿命」を延ばすには、転倒防止から！

「平均寿命」と「健康寿命」には約10年開きが

65歳以上の人が、国内の総人口の中で7パーセントを超えると「高齢化社会」、14パーセントを超えると「高齢社会」、21パーセントを超えると「超高齢社会」と呼ばれ、わが国は2007年に21・5パーセントになり、「超高齢社会」に突入しました。寿命が延びるのは喜ばしいことですが、「平均寿命」と「健康寿命」がイコールではないことが深刻な問題になっています。

健康寿命とは、自分の思い通りに行動でき、人に助けられなくても日常生活を快適に送れる（＝健康に過ごせる）寿命のこと。長寿国として知られる日本の平均寿命は女性86・41歳、男性79・94歳（2012年）ですが、日常生活に制限のない期間の平均は、2010年の時点で女性73・62歳、男性70・42歳となっています。つまり、女性は約13年、男性は約10年もの期間、まともに歩けない、思ったように動けない、要介護に近い状態で生きていかなければならないことになります。

人は年をとることを止めることができません。そして、年をとればだれでも身体が衰えるものです。身体機能の低下や運動器疾患（変形性関節症や骨粗しょう症、脊柱管狭窄症《せきちゅうかんきょうさくしょう》など）は、加齢とともに忍び寄ってきます。

東京大学医学部附属病院22世紀医療センターが２００９年に行った調査によると、40歳以上で変形性膝《しつ》関節症など、ひざに病変を抱えている人の割合は男性で約40パーセント、女性は約60パーセントもいます。また、変形性腰椎《ようつい》症など腰に病変を抱えている人は、男性で約80パーセント、女性で約60パーセントという非常に高い割合となっています。さらに、骨粗しょう症と推計される患者数は、測定部位が腰椎で約６４０万人、大腿骨頸部《だいたいこつけいぶ》（太ももののつけ根）で１０７０万人もいたのです。

運動器は一つひとつが独立して動いているわけではありません。すべての

「日常生活に制限のない期間の平均」の年次推移
（2001～2010年）

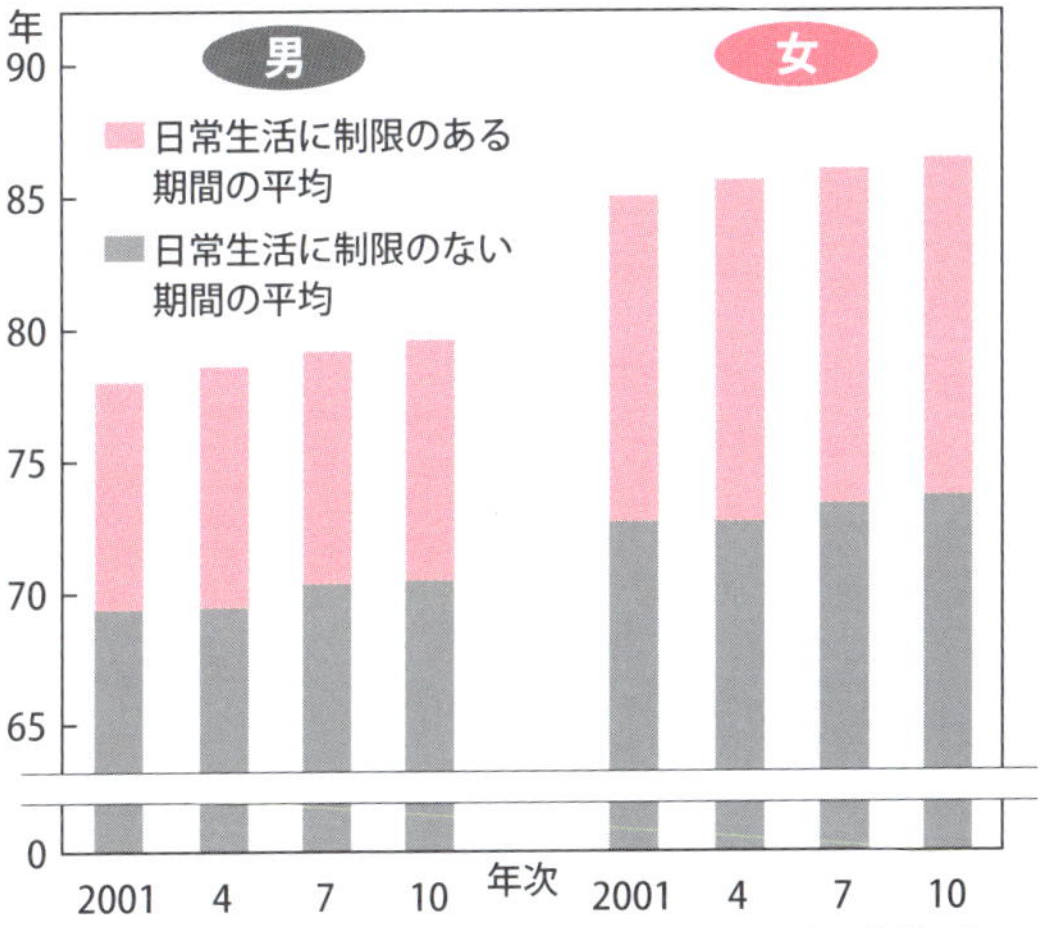

厚労省「健康寿命のページ」内「健康寿命の算定方法の指針」より

器官が連携することで、初めてスムーズに動くことができます。つまりひとつでも故障してしまうと、身体はうまく動かなくなってしまうのです。高齢になるほど複数の運動器に支障が出てきます。立つ、歩く、着替える、トイレに行くなど、最低限の日常生活動作（ＡＤＬ）すら思うようにできなくなり、故障に気づいたときには、要介護状態を招いてしまうことになります。２０１０年の国民生活基礎調査（厚生労働省）によると、実際に要支援・要介護になった人の主な原因として、「脳血管疾患」「認知症」「老衰」に続き、「関節疾患」「骨折・転倒」が４位、５位に入っています。介護が必要になった人のおよそ５人に１人は、この２つの運動器障害が原因なのです。

運動器障害の怖いところは、初めのうちは自覚症状がなく、しかし少しずつ確実に進行していくこと。痛みを感じるようになったときには、かなり進行しているわけです。前述の東京大学医学部附属病院が行った変形性膝関節症患者も、痛みを自覚していた人は男性で４人に１人、女性で３人に１人でした。つまり、過半数の人は自覚症状がないのに、運動器障害はすでに始まっていたということです。

メタボリックシンドローム（略称メタボ）健診の認知度が高くなりつつある昨今、内臓疾患の予防に気を使う人は増えてきています。しかし、足腰の衰えに対しては「年をとったら仕方がない」とあきらめてしまっている人が多いのです。

人生を最後まで楽しく過ごすには、健康な内臓はもちろん、健康な足腰を保ち続けなければいけません。それには、運動を日々の習慣にすることが不可欠です。正しい身体の動かし方・使い方を覚えると、現在抱えている運動障害を改善することもできます。

正しい身体の使い方に関する最低限必要な知識を身につけ、特別に意識をしなくても、自然に生活の中に組み込めるようになることをめざしましょう。

ひざに病変を抱えている人
（変形性膝関節症）

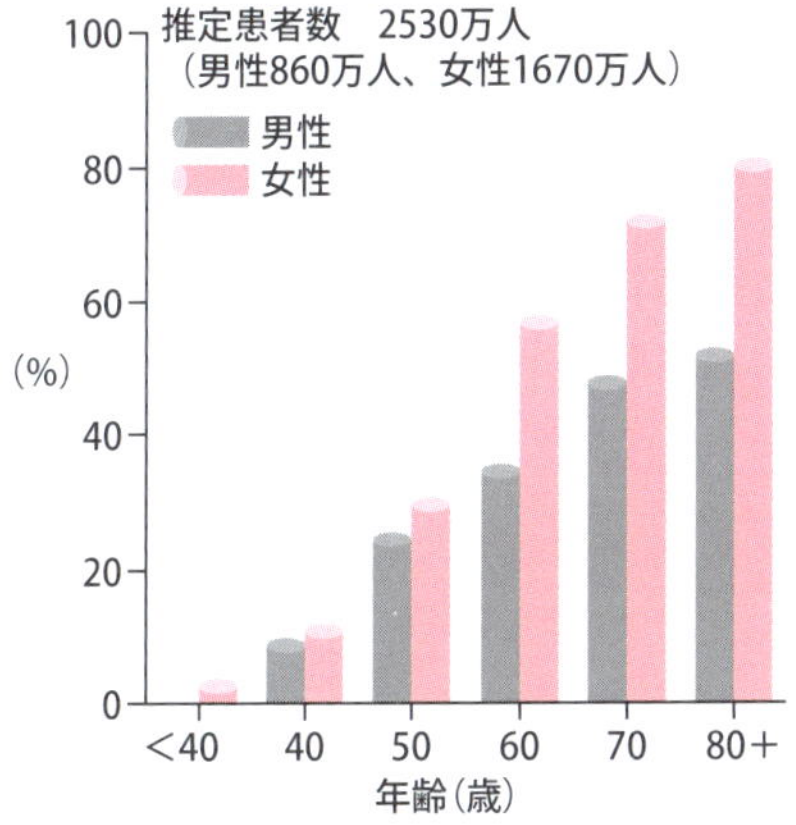

腰に病変を抱えている人
（椎間板ヘルニアや狭窄症などの変形性腰椎症）

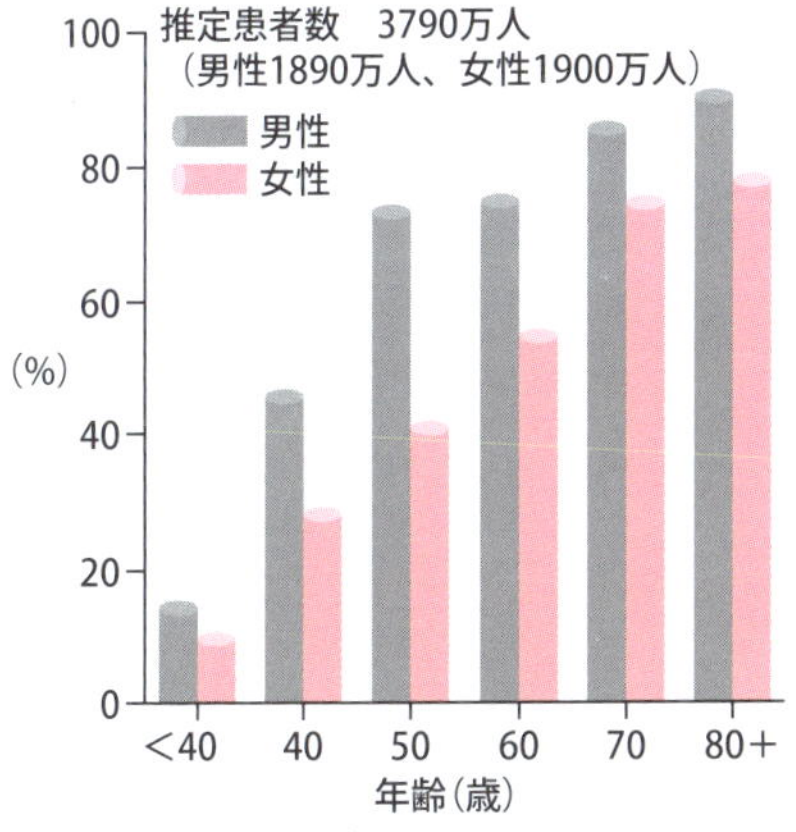

※3039人（男性1060人、女性1979人、平均年齢70.3歳）を対象にレントゲン検査を行った結果。

東京大学医学部附属病院22世紀医療センターの調査による（2009年）

転倒から始まる「負」のスパイラル

健康な人にとって、歩くという行為は何も考えずにできることです。しかし、歩くためには足腰の筋力を使う、身体のバランスを保つ、適切な歩行スピードをキープするといった、さまざまな身体能力が求められます。加齢によって筋力が低下し、バランス能力も衰えると、若いときには意識しなかった、ささいな段差でもつまづきやすくなります。

●バランス能力の低下

また、人間は身体が受けた感覚を脳に伝えたり、脳からの指令を身体に伝えたりする、「身体と脳のネットワーク」を使って身体を動かしています。筋肉や骨、関節などにトラブルを抱えてしまうと、どうしても身体を動かすのがおっくうになります。身体を使う機会が少なくなると、このネットワークが働きにくくなってしまい、バランス能力などの身体能力がさらに低下していき、これも転倒の原因になります。

●骨折して入院

骨がもろくなっている人はちょっと転倒しただけでも骨折しやすく、特に、大腿骨頸部《だいたいこつけいぶ》（太ものつけ根）は骨折しやすい部分です。大腿骨頚部を骨折すると通院や自宅療養で治すのは無理で、入院・手術が必要になります。骨折の度合いによっては、人工股関節に替えなければならなくなることもあります。

●寝たきりになって認知症に

余病などがあって入院期間が長くなり、安静にする期間が長くなるほど、筋肉は衰えていきます。その結果、退院するころにはベッドに寝たきりの状態に……。転倒・骨折によって介護が必要になるケースは、こうしたパターンで起こります。寝たきりの状態が続くと、身体だけでなく脳の機能も衰えてしまい、一気に認知症になってしまうことも考えられます。

●内臓脂肪が増えてメタボに

寝たきりや認知症は免れても、身体を動かさない生活は基礎代謝の低下を招きます。その状態で以前と同じ食生活を続けていると、当然ながら内臓脂肪が増加します。すると、高血圧や高脂血症などメタボリックシンドロームを招きやすくなり、さらには脳疾患や心疾患などの発症リスクも上昇。最悪の場合は死に至ることもあります。

「腰が痛い。ひざが痛い。でも歩ける」という人は、このまま放置すると10年後には「転倒→寝たきり→認知症」という負のスパイラルにはまっている可能性が大です。

「健康寿命」を延ばすための法則とは？

「健康な人の姿」とはどんな状態だと思いますか？　私の見解は、自分の足でしっかりと立つことができる状態です。健康に長生きする、つまり、「健康寿命を延ばす」とは、最後まで自分の足で立って生活することを意味するのです。

●ロコモにならない

では、健康寿命を延ばすには、どうすればいいでしょうか。ロコモティブシンドローム（運動器症候群・略称ロコモ）にならないことです。ロコモは、加齢に伴う筋力の低下、関節や脊椎の病気、骨粗しょう症などを発症することで運動器の機能が衰え、寝たきりや要介護状態となるリスクが高くなる状態のことです。ロコモの初期段階では、肩、ひじ、股関節、ひざなどに違和感が現れます。最初は身体の一部のみに不具合が生じていたのに、徐々に身体全体に不具合が広がり、最終的には動けなくなってしまいます。

●メタボにならない

ロコモになって思うように動けなくなると、動くことに消極的になります。すると、内臓脂肪がたまりやすくなり、メタボを招くことに……。メタボになると高血圧、高脂血症、糖尿病などの生活習慣病を発症するリスクが高くなり、深刻な病気も忍び寄ってきます。

●認知症にならない

また、「ロコモ→メタボ→内臓疾患」という段階を経て寝たきりになることもあります。反対に、メタボの人がメタボ解消のために無理に歩いたり走ったりして、ロコモになってしまい、それが寝たきりの原因になることも考えられます。さらに、身体を動かせなくなることで、身体とつながっている脳にも悪影響を及ぼし、認知症を発症することも考えられます。

このように、筋肉や骨といった運動器は、神経や血管と密接な関係があります。そのため、運動器に支障が出ると内臓にも影響が出て、内臓が衰えると筋肉も衰えます。

筋肉の70パーセント近くは下半身にあり、加齢とともに急激に少なくなるため、足腰を鍛えることが重要です。きちんとした立ち方を身につけ、美しい歩き方を習慣にし、自分の能力に応じた運動を正しい身体の使い方で行う必要があります。そして、上記の3原則を揚げ、健康寿命を延ばしていきましょう。

健康寿命を延ばす3原則
①ロコモにならない
②メタボにならない
③認知症にならない

運動能力の向上① 40代ではまだ早い？

40代の人の筋肉や骨は、実は20代・30代とそれほど遜色がない状態です。「足腰は丈夫だし、どこにも痛みや支障はないから、まだトレーニングを始めなくて大丈夫！」と思っている40代の人は多いかもしれません。しかし、身体に負担がかかる間違った身体の動かし方をしてきた人は、その〝ツケ〟がそろそろ身体に現われてくるのが40代です。また、男女ともにメタボ健診の数値が気になってくる時期でもあります。さらに女性は閉経に向けて、さまざまな更年期障害の症状が出てくる時期にもあたります。

●女性は骨粗しょう症になり、ひざ痛になりやすい

女性は男性と比べて脂肪が多く、筋肉量が少ないため、年齢とともに身体を支えきれなくなり、骨や筋肉への負担が大きくなりがちです。さらに、骨粗しょう症患者の80パーセントは女性であるため、転倒による骨折の可能性は男性よりも高くなります。また、女性は骨盤が広くてX脚の人が多く、ひざが内側に入ってしまうため、正常な足と比べるとひざに負担がかかり、ひざ痛が起こりやすくなります。

●男性はメタボになり、痛みや故障が出やすい

一方、男性は女性より内臓脂肪がつきやすい傾向にあるため、メタボのリスクは男性のほうが高くなるといえます。また、体重が増えればそれだけ筋肉や骨への負担も増え、痛みや故障が出やすくなります。標準体重でアクティブでよく運動する人も、身体の構造に合っていない方法で身体を酷使していたら、やはりけがや故障が出やすくなります。

40代は、やがて迎える高齢期を健やかでいきいきと過ごすための準備段階です。健康で、なおかつ格好よく、美しく年齢を重ねるには、40代のうちに正しくきれいな身体の動かし方を覚えることが重要です。私が提唱する「3つのS」（squat＝スクワット、stretching＝ストレッチ、spine ex.＝背骨ほぐし）のトレーニングを、40代からぜひ始めていただきたいのです。そして、美しい歩き方と立ち居振る舞いを身につけてください。

本書で紹介するトレーニングは、高齢者でも無理なくできることを考慮しています。ですから、実際にやってみて、「つらい！」と感じた40代以降の人は赤信号です。筋肉や骨の老化はすでに始まっており、このままだと将来がかなり不安です。一方でラクラクできる！という人は、回数を増やしたり、負荷をかけたりして、しっかり筋肉を鍛えてください。女性なら、ハイヒールを履いてスクワットが軽々できるくらいが目安です。

運動能力の向上② 80代ではもう遅い？

60歳くらいまでは大半の人が自力で生活できるので、平均寿命が60歳であれば足腰が健康なまま天寿を全うできます。しかし、現代では70歳、80歳まで生きる人のほうが多く、高齢になると、運動器にトラブルが起こる人が急増します。加齢によって関節が変形したり、筋力が衰えたりすることが原因です。階段をきつく感じるようになったり、何もないところでバランスを崩したり、ちょっとした買い物に行くのにも車を使いたくなったり……そんな変化が現れたら要注意です。さらに、歩き始めやしゃがんだときにひざに違和感があったり、長い時間歩いたあとに腰痛や足のしびれを感じたら、かなりの危険サインです。

●身体のしくみを理解し、正しく使う

「年をとったら、身体のどこかが痛くなるのはしかたがない」と思っている人が多いかもしれませんが、年をとったから痛くなるのではなく、痛くなるようなことをしてきたから痛いのです。たしかに、加齢による関節の変形など避けられない要素はありますが、同じように年を重ねていても、痛みや故障がなく快適に日々を送っている人もいます。この違いは、身

体のしくみを理解して、身体を正しく使っているかどうかで決まります。

身体を正しく使えば、ひざや腰に余計な負担がかからないので、痛みや故障が起きにくくなります。また、ひざや腰の負担が軽くなることで、現在抱えている痛みなどのトラブルを改善することもできます。よく「年をとると身体がかたくなる」といいますが、年をとったから身体がかたくなるのではなく、運動をしないからかたくなるのです。何歳であっても、トレーニングを継続的に行えば運動能力を高めることは可能です。

身体を上手に使う「３つのA」

Anatomy（アナトミー）
＝解剖学ですが、生理学なども含めた身体のしくみ

Alignment（アライメント）
＝姿勢や構えのこと、骨・関節の並べ方

Awareness（アウェアネス）
＝気づくことで、よい姿勢・構えを選ぶ感覚

●「3つのA」を意識する

運動機能低下の悪い流れを断ち切るには、まず身体を上手に使うための心構えである上記の「3つのA」を意識しましょう。

身体の構造を理解し、身体を上手に使うための姿勢や構えを身につけ、気づく感覚を持つことができれば、何歳になってもトレーニングを始めるのは遅くありません。たとえ80歳から始めたとしても、確実に身体はよい状態に変わっていきます。

転倒予防としてのウォーキング

転倒による骨折は、脳血管疾患、認知症、高齢による衰弱、関節疾患とともに「介護の5大要因」といわれています。2010年の調査では、介護が必要になった原因のうち、10・2パーセントが転倒による骨折でした。

●転倒後症候群の怖さ

転倒による骨折が怖いのは、心理的に及ぼす影響もかなり大きいことです。「転倒→骨折」を経験すると、「また転倒するんじゃないか」という恐怖心や、「この私が転んだくらいで骨折するなんて……」という自信喪失によって、社会的な交流を断ってしまうほど自分の活動範囲を狭めてしまう人が多いのです。

その結果、運動機能や認知機能の低下を招く「転倒後症候群」となり、最終的には要介護状態になるという最悪の事態にもつながります。こうした事態を防ぐには、転倒による骨折を予防することが重要です。つまり、転倒は「結果」であると同時に、さらなる負を呼び込む「原因」ともなるのです。

●転倒を予防するウォーキング

では、転倒を予防するにはどうすればいいのでしょうか。一人ひとりリスクが異なりますから、「これが正解」という明確な回答は残念ながらありません。

しかし、2本の足で立って歩くのが人間の正しい姿であることを考えると、この動作をバランスよく維持できるようにすること、つまり、立つこと、さらにウォーキングをしっかり行えるようにすることは、転倒予防にかなり効果があると考えられます。難しい動作も、特別な器具も必要ないウォーキングは、もっとも基本的で、だれにでも習慣にできる転倒予防策なのです。

●自分の足で歩き、QOLの向上を！

しっかりと自分の足で歩ければ、いくつになっても好きなところへ自由に行くことができます。それが自信につながり、さらに生活の質（QOL＝クオリティ・オブ・ライフ）を高めることができます。

●転倒対策、受身の練習

転倒を予測して、予め上手に転ぶ練習をしておきましょう。受身を体操のつもりで練習してみましょう。

「上手な転び方」を身につける

転びそうになったとき、受け身の練習をしておくと、
けがを未然に防ぐことができます。頭を打たず、
手をつかず、身体全体を使って転ぶことがポイントです。

●後ろに倒れたら…

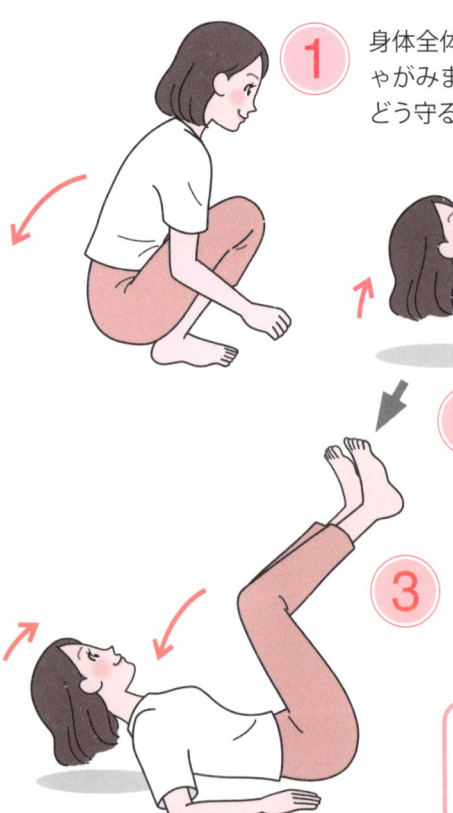

1 身体全体を丸くしてしゃがみます。重い頭をどう守るかが大切です。

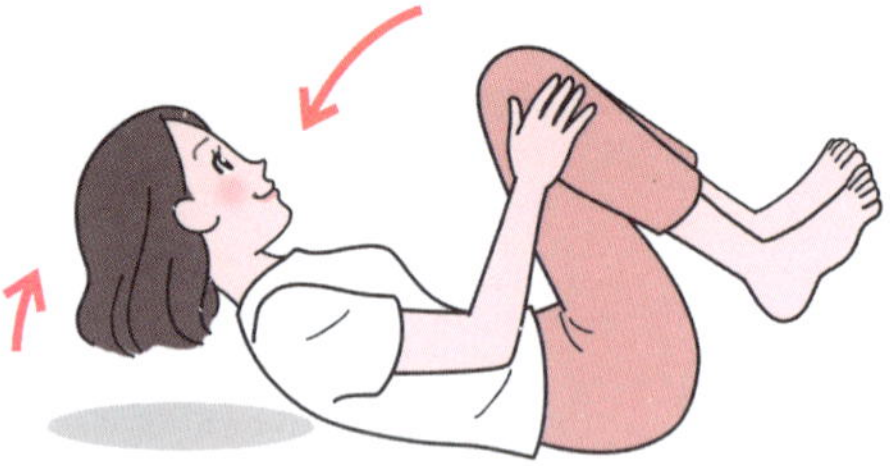

2 足を上げ、背中からつくように倒れる。頭を打たないようにあごは引きます。

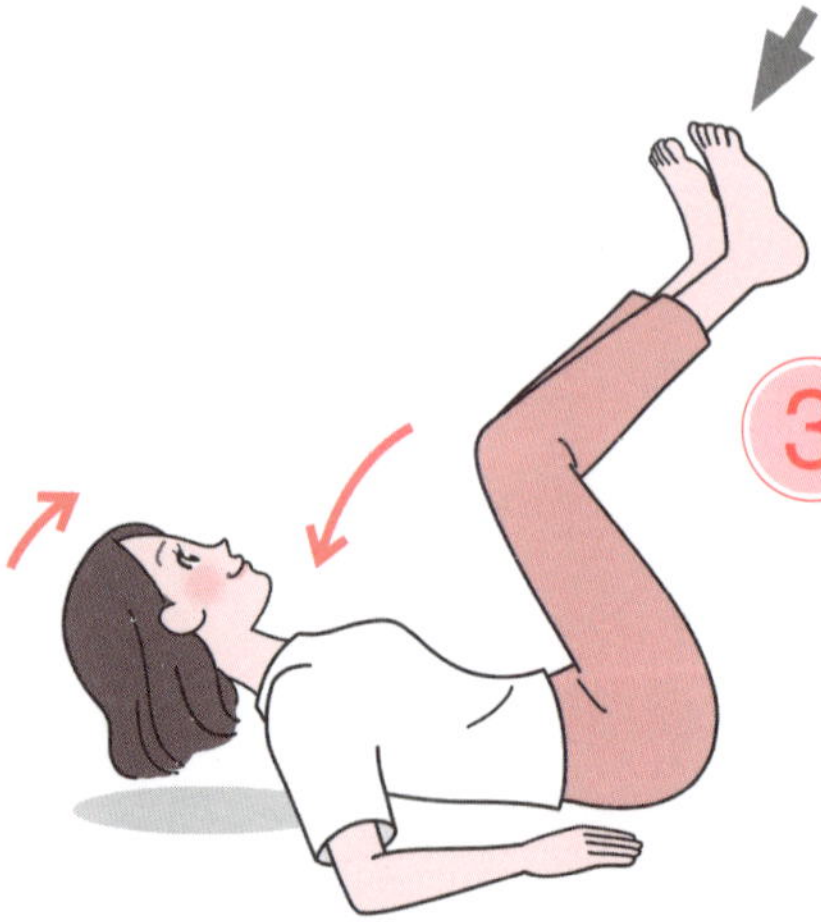

3 倒れるとき手のひらは開き、衝撃を吸収します。

POINT!

頭から倒れたり、手をつかないようにすれば、けがを防ぐことができます。

●前に転んだら…

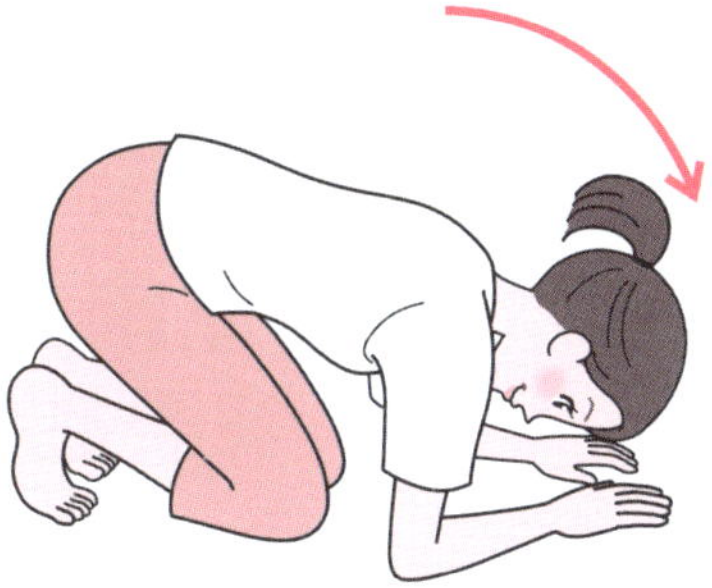

手を内側に回し、ひじから先の腕全体を床につけ、衝撃を吸収します。

●横に転んだら…

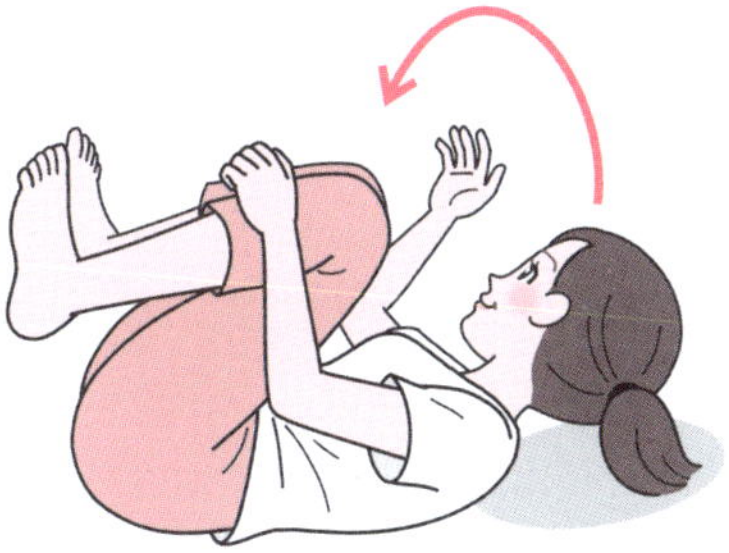

1 身体を丸め、身体全体で転がります。

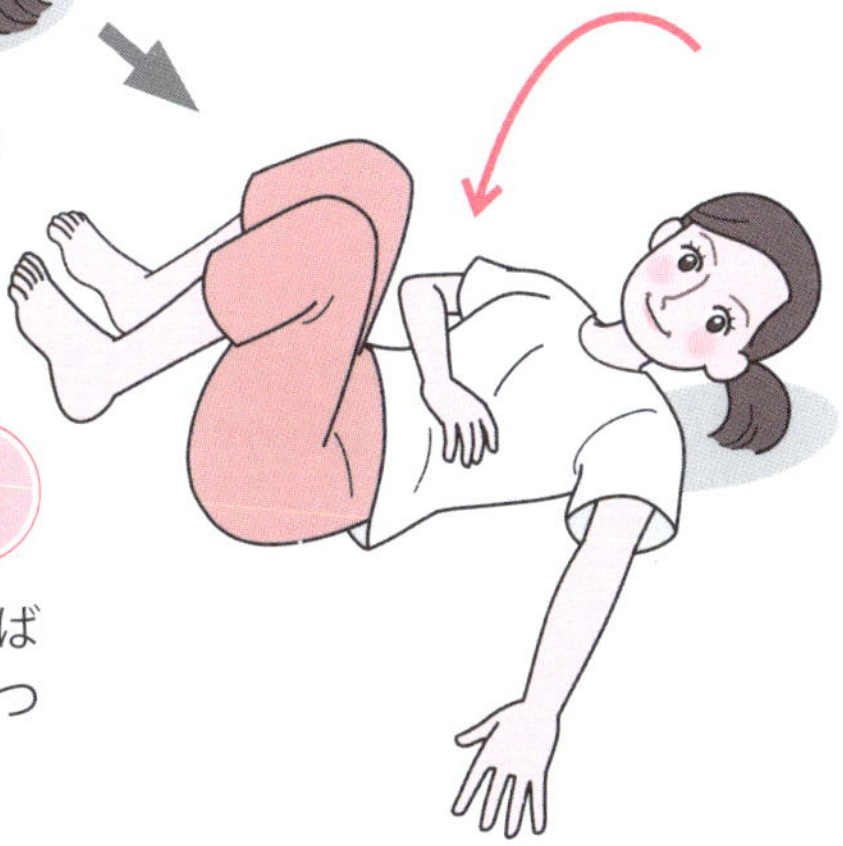

2 ひじから腕をまっすぐ伸ばし、手のひらと腕全体でつきます。

注意 最初は、低い位置から転ぶようにします。また、フローリングなどではなく、畳や布団の上などで練習しましょう。

C O L U M N

「安静臥床《あんせいがしょう》」とかけて麻薬と解く

「安静臥床（身体を動かさず、静かに寝ていること）」とかけて麻薬と解きます。その心は？　気持ちよく快適だけれど、最終的には身体をむしばみます。これは、和歌山県立医科大学リハビリテーション医学教授の田島文博先生から教わりました。

じっと身体を横たえていれば、痛みも感じず快適です。しかし、身体は使わなければ使わないほど衰えていき、やがて寝たきり状態に。まさに麻薬が身体をむしばむのと同じです。

昔から「長寿国は山にある」といわれているのは、山間部に住む人は昇ったり降りたりする運動が日常生活の一部になっているからです。しかし、和歌山県の山間部でも、介護が必要なお年寄りが増えてきて、リハビリをして復帰させているそうです。また、都会に住んでいても、ちょっと意識するだけで、1日の運動量は簡単に増やすことができます。近所への外出は車ではなく徒歩で。駅や公共の施設ではエスカレーターではなく階段を使う。それだけでもだいぶ違います。自分の足で移動するルールをつくれば、自然と足腰を鍛える機会をつくることができます。

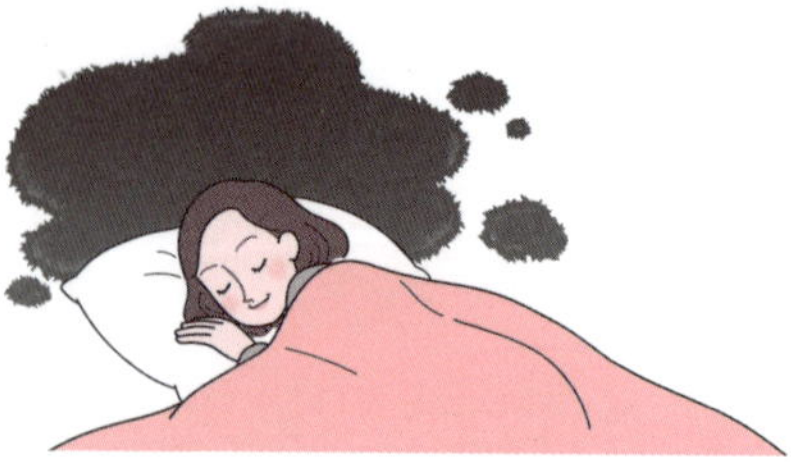

第2章

間違ったウォーキングは、百害あって一利なし！

間違ったウォーキングの弊害が急増！

　人の身体は、さまざまな筋肉や関節、骨が連動して動いています。身体をバランスよく動かすことができれば、けがをしたり、どこかに痛みが出たりすることはありません。しかし、どこか一部分でも無理な力がかかったりすると、けがをします。本来あるべき動きではない動きをしていたりすると、その部分はだんだん弱っていきます。人の身体はかなり適応できるので、多少無理な使い方をしてもすぐに壊れることはありません。しかし、不自然な負荷が蓄積していけば、いつかは壊れてしまいます。

　1カ所に負荷が集中してしまうのは、無理なフォームによって、本来かかるはずのない部分に負荷がかかってしまうからです。高齢者に多く見られる変形性膝関節症は、若いときから間違った歩き方をしていることが原因になっているケースが多いのです。

　だれでも手軽に行えるウォーキングは、足腰を鍛えるのにうってつけの運動です。そのため、ウォーキングを習慣にする人は増えています。その一方で、間違った歩き方をしていることに気づかないままウォーキングを続け、足腰を傷めてしまう人も急増しているのです。

ウォーキングが原因で起こる身体のトラブルを「ウォーキング障害」と呼びます。ウォーキング障害は足、ひざ、股関節《こかんせつ》、腰椎《ようつい》、肩、背中など、身体のいろいろな部分に起こります。

足腰を鍛えて、健康寿命を延ばすためにウォーキングを始めたのに、ウォーキングが身体を壊す原因になってしまったら何の意味もありません。この本で紹介している正しいアライメントのスクワットとストレッチを理解し、適切な歩き方を身につけた上でウォーキングを行うようにしてください。

さまざまなウォーキング障害

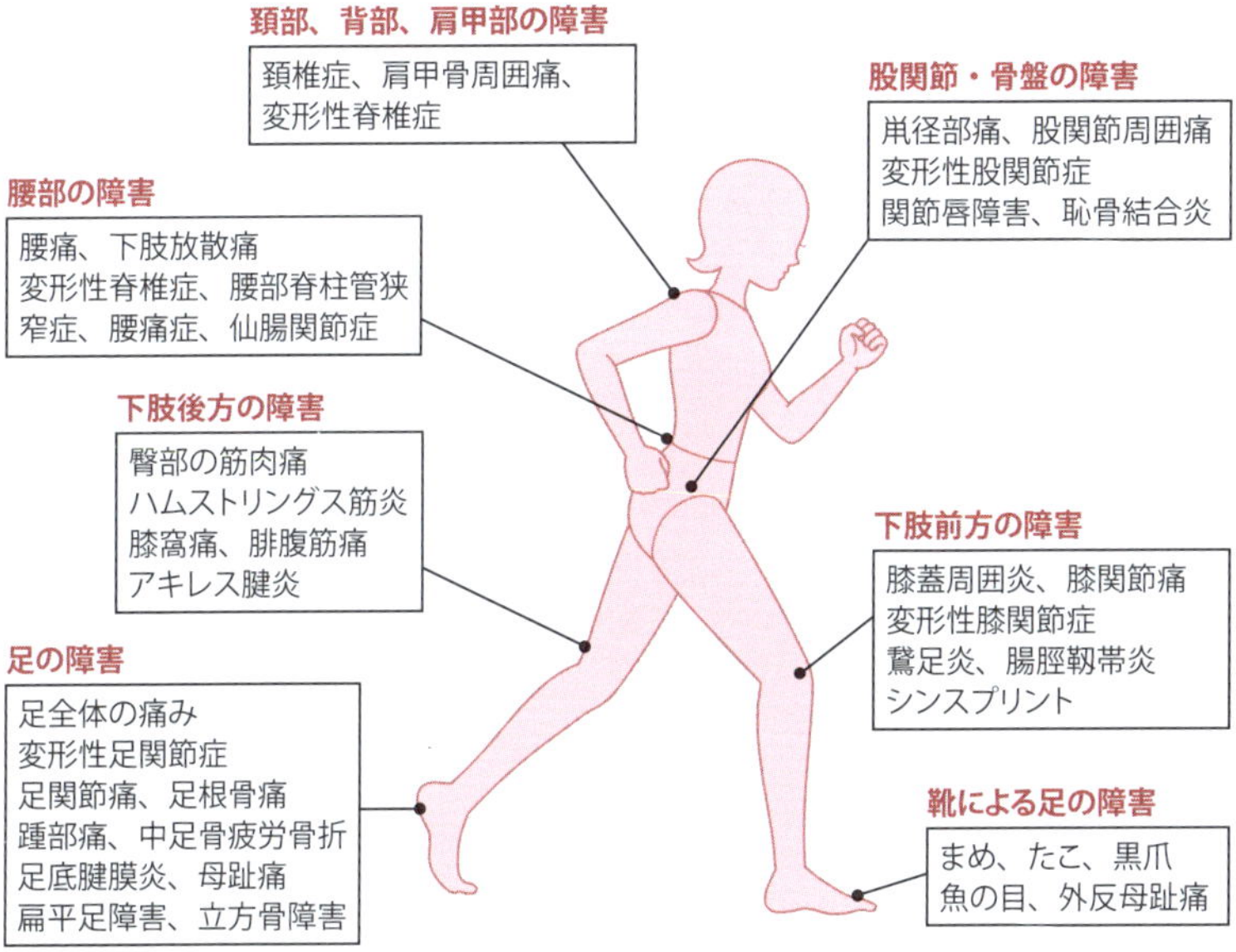

足腰のトラブルとウォーキング

ウォーキング教室に参加している男性35名、女性63名に、ウォーキングに関して困ったことやトラブルについて調査をしたことがあります。アンケートに協力してくれた人の年齢は31歳~83歳にわたり、平均すると約67歳です。ウォーキング歴は1年未満が4名、3年以内が15名、3年以上が67名で、3年以上継続して行っているウォーキングのベテランが大半を占めていました。ウォーキングの頻度は月1回の人がいれば毎日行う人もいましたが、平均すると週に3回程度、1回に歩く時間は平均で約74分、歩く速度は平均で時速5キロメートル程度でした。

「ウォーキングをしたことで現れた、不調やトラブルはありますか」という質問に対して、心臓のトラブルや腹痛、ぜんそくといった内科関係の回答はありませんでした。しかし、運動器の障害に関しては、何らかのトラブルを感じている人が半数近くを占めていたのです。その内容は、足の指、足底、足の甲、かかと、足痛《あしつう》、魚《うお》の目《め》、ひざの内側、ひざの裏側、ひざのお皿のまわり、ひざの外側、足関節、すね、アキレス腱《けん》、ふくらはぎ、ハムストリングス、股関節《こかんせつ》、骨盤、背中、肩甲骨《けんこうこつ》、首と、多岐にわたっています。また、ウォーキング中に腰や下肢が痛くしびれて歩けなくなり、座ると改善するという腰部脊柱管狭窄症《ようぶせきちゅうかんきょうさくしょう》が疑われる人も11名いました。

では、ウォーキングによって起こりやすい足腰のトラブルをまとめてみましょう。

●足のトラブル

靴の中に入る部分を「足」と考えると、ウォーキング障害がもっとも現れやすい部分です。指の関節痛、足底痛、中足骨周囲の骨間筋の痛みなどは、歩き疲れるとよく現れます。トラブルを解決しないまま症状が進行すると、変形性足関節症《へんけいせいそくかんせつしょう》、足底筋膜炎《そくていきんまくえん》、足底腱膜炎《そくていけんまくえん》、中《ちゅう》足骨《そくこつ》疲労骨折などになることもあります。

●下肢のトラブル

下肢前方の障害では、大腿四頭筋《だいたいしとうきん》、膝蓋骨《しつがいこつ》（ひざのお皿）のトラブルが多く見られ、高齢者では変形性膝《しつ》関節症の一部として膝蓋大腿関節症《しつがいだいたいかんせつしょう》になるケースが多く見られます。足を前方に踏み出すときの、足の位置や姿勢などが正しくないことが原因のひとつです。ひざの内側を支える鵞足《がそく》に痛みを感じる人も少なくありません。中高年でも、ひざがはれたり、水がたまったりする変形性膝関節症の症状がみられることもあります。

下肢後方《かしこうほう》の障害では、臀部筋《でんぶきん》から大腿後面《だいたいこうめん》の筋肉痛や、地面をけるときに力を使う腓腹《ひふく》筋《きん》とアキレス腱《けん》の筋肉痛、アキレス腱炎《けんえん》、アキレス腱付着部炎《けんふちゃくぶえん》などがみられます。

●股関節・骨盤のトラブル

股関節の関節症による痛み、内転筋や大腿直筋のトラブルなどがよくみられます。腰痛と仙腸関節部《せんちょうかんせつぶ》の痛みと恥骨結合炎《ちこつけつごうえん》を合併することもあります。股関節《こかんせつ》および骨盤、腰椎《ようつい》、大腿骨をスムーズに動かせていないことが原因です。

●腰部のトラブル

腰部には腰椎と骨盤が含まれます。腰痛を抱えている人は非常に多いため、ウォーキングが腰痛の原因となったのか、もともと腰痛があったのかがはっきりしないことが多いのですが、腰椎椎間板ヘルニア、腰椎分離症、分離すべり症などは、腰椎《ようつい》と骨盤の境目にかかるストレスが原因となっています。また、中高年になると、変形性脊椎症《せきついしょう》、腰部脊柱管狭窄症《ようぶせきちゅうかんきょうさくしょう》などを起こすこともあります。

●頸部・背部のトラブル

頭と上肢《じょうし》を支える頸椎《けいつい》、胸椎《きょうつい》が、ウォーキングを行うことで障害を受けることがあり、頸部痛、背部痛、肩こり、肩甲骨《けんこうこつ》周囲炎などが現われることがあります。

●靴による足のトラブル

靴がウォーキング障害の原因になることもあります。足に合わない靴や、かかとがすり減って変形した靴などを履いていると、かかとに痛みが生じたり、皮膚がかたくなってたこや魚の目ができたり、外反母趾《がいはんぼし》を誘発することがあります。足だけにとどまらず、ひざ痛や腰痛が現れることもあります。

ところで、ウォーキング障害は、歩き過ぎたことによって起こる「使いすぎ症候群」といえます。最初のうちは安静時には痛みはなく、歩いたあとや疲れたときに痛みを感じます。

中期になると歩き始めが痛く、歩くことに慣れてくると痛みが減り、疲れるとまた痛くなります。さらに末期・重度になると、歩いた途端痛くなり、日常生活にも支障をきたすようになります。

使いすぎ症候群の病期と早期発見

超早期：関節・筋肉がかたくなる、好発部位に圧痛が出る
記録・筋力評価でMaxが出せなくなる

↓

初　期：運動後に痛み、パフォーマンスは維持

↓

中　期：運動中に痛み、パフォーマンス低下

↓

末　期：運動前にも痛み、運動できない

熱中症とウォーキング

熱中症の症状の分類

Ⅰ度（軽　症）：こむら返りや立ちくらみ（失神）が起こる

Ⅱ度（中等症）：強い疲労感、だるさ、めまい、頭痛、吐き気、嘔吐、下痢、体温の上昇

Ⅲ度（重　症）：39度以上の高熱を伴い、意識喪失、せん妄状態、けいれんが起こる

真夏の気温が40度近くまで上昇するのが珍しくはない昨今、スポーツをしているときに熱中症になる人が急増しています。熱中症とは「暑熱環境における身体機能の障害によって起こる状態の総称」のことです。症状によってⅠ度からⅢ度に分類され、Ⅲ度まで進むと、最悪は死に至ることもあります。上記は、大学の同級生の安岡正蔵《やすおかしょうぞう》先生の新しい分類です。

中高生がスポーツ時に起こした熱中症を調べた統計データによると、ランニングをしているときが、もっとも熱中症になるリスクが高いことがわかります。ランニングは身体に与える負担が大きいからです。ランニングに比べると、ウォーキングは身体への負担が少ない運動ですが、熱中症にならないわけではありません。高温多湿の中で長時間ウォーキングを行えば、熱

中症になることがあります。ウォーキング中の熱中症を予防するために、「A＋FIRE」の法則を覚えておきましょう。

「A＋FIRE」の法則

A（acclimatization） 暑熱馴化	暑さに慣れること。身体が暑さに慣れるには1週間以上かかります。暑さを感じる季節になったら、1週間程度は特に無理をしないようにします。
F（fluid） 水分補給	水分補給。汗で失われる塩分を補うために、塩分を含んだ飲み物をウォーキング前・最中・あとにこまめに飲みましょう。市販のスポーツドリンクは激しい運動を行う際には適していますが、ウォーキングのときには糖分を過剰に摂取してしまうので、0.1〜0.2%程度の塩を加えた水が適しています。
I（ice） 氷冷	ウォーキング中は保冷剤を首に巻いたり、霧吹きで水をかけるなどして身体を冷やし、体温の上昇を抑えます。
R（rest） 安静	長い時間歩く場合は、冷房の効いた店舗や公共の施設などに立ち寄り、休憩を取ります。あるいは、気分が悪くなったらすぐに自宅に戻れる程度の距離を往復するようにします。
E（emergency） 緊急対応	万一の事態に備えて、連絡先を書いたメモを携帯したり、気分が悪くなったらすぐに救急車を呼べるように携帯電話を必ず持参します。友人や夫婦などで一緒に歩く場合は、お互いに気道確保や心肺蘇生の方法を学んでおくと安心です。

１日に何歩歩いているのか？

ウォーキングが人気なのは、お金がかからない、いつでもすぐできる、穏やかな運動で身体にかかる衝撃が少ない、仲間と一緒に楽しくできるなど、さまざまなメリットがあるからでしょう。ウォーキングについてはいろいろな研究がなされてきました。この章ではそれらの結果の科学的データからお話ししますが、宮下充正《みやしたみつまさ》先生が監修した『ウォーキング指導者必携 Medical Walking（南江堂２０１３）』から多くを引用させていただきました。この本は私もスポーツ整形外科的問題の編集者、著者として参加しています。

では、普段、人は何歩くらい歩いているのでしょうか。アメリカの調査ですが、「動こうコロラド州」というスローガンのもと、１日１万歩歩くことを目標に、大規模な調査を行った例があります。18歳以上の男女（平均年齢44歳）１０９８名に歩数計を渡し、４日間の歩数を測ってもらったのです。結果を知らせてきた７４２名の１日の平均歩数は６８０４歩で、５０００歩未満が33パーセント、１万歩以上が16パーセントとなっていました。そして、インタビュー内容と照合したところ、次のような結果が出ました。

１日の歩数が５０００歩未満の人が予想よりも多く、当初の目標である1万歩にはとても及ばないということで、「今よりも1日に２０００歩多く歩く」というスローガンに変更したそうです。

日本人でも、1日に1万歩歩く人は、少数派でしょう。１９９７年の国民健康・栄養調査によると、成人男性８２０２歩、成人女性７２８２歩で、いずれも1万歩に届きませんでした。２０００年の「健康日本21」では、10年後の目標を、男性９２００歩、女性８３００歩としたのですが、10年後に計測すると男性７２４３歩、女性６４３１歩と減少していました。

そのときの、70歳以上の人の10年後の目標は、男性６７００歩、女性５９００歩でしたが、２０１０年の「健康日本21」の調査（平成22年）では、70歳以上の男性４７０７歩、女性３７９７歩と、高齢者も減少しています。少しずつ1日の歩数を増やす努力が必要です。

「1日1万歩を歩くこと」を目標にした調査

①加齢とともに歩数は減る
②既婚者（離婚した人も含む）より、独身者のほうが歩数が多い
③夫に先立たれた女性は、もっとも歩数が少ない
④BMI（肥満指数）が高い人ほど歩数が少ない
⑤減量したいと思っている人の平均歩数が6409歩で、思っていない人の平均歩数は7218歩
⑥テレビを見る時間が長い人ほど歩数が少ない

1分間に何歩のテンポで歩けばよいのか？

「1日に○○歩、歩く」という歩数の目標は目安としてわかりやすいのですが、足腰を丈夫にするためには、歩くテンポ（時間あたりの歩数）も考慮しなければなりません。ウォーキングによって運動機能を高めることをめざすには、中程度の運動強度になるようなテンポで歩く必要があるのです。

どの程度のテンポで歩けば中程度の運動強度になるのか、調べた実験があります。平均年齢32・9歳の男性38名、女性37名に、低速、中速、高速でウォーキングマシン上を歩いてもらい、歩行中の歩数（歩くテンポ）、心拍数、酸素摂取量を測定。さらに、低速、中速、高速でグラウンドを6分間歩いてもらい、心拍数と酸素摂取量を測定しました。

この結果、歩行スピードが上がると、歩くテンポ、心拍数、酸素摂取量は直線的に上昇し、中程度の運動強度を得るには、1分間に103歩程度、30分で3090歩程度のテンポで歩く必要があることがわかりました。また、運動強度を1段階上げるには、歩くテンポを1分間に19歩増やせばいいということもわかりました。

各歩行スピードでの測定値の平均

	低速	中速	高速
スピード（km/時）	4.3	5.0	5.8
歩くテンポ（歩/分）	101.6	113.6	124.5
心拍数（拍/分）	98.7	104.5	112.9
酸素摂取量（mℓ/kg/分）	10.3	12.1	14.7

身長別に見た運動強度と歩くテンポ（1分間と30分間あたりの歩数）

運動強度	3メッツ		4メッツ		5メッツ	
歩くテンポ	歩/分	歩/30分	歩/分	歩/30分	歩/分	歩/30分
一般的	103	3,090	122	3,660	141	4,230
154.9cm	112	3,360	131	3,930	150	4,500
160.0cm	109	3,270	128	3,840	147	4,410
165.1cm	107	3.210	126	3,780	145	4,350
170.2cm	104	3.120	123	3,690	142	4,260
175.3cm	102	3,060	121	3,630	140	4,200
180.3cm	99	2,970	118	3,540	137	4,110
185.4cm	97	2,910	116	3,480	135	4,050

Rowe DA et al:Stride rate recommendations for moderate-intensity walking. Med Sci Sports Exerc 43：312-318,2011

ただし、歩幅は足の長さ（身長の高低）によって違いがあり、身長が低い人ほど歩くテンポを増やさないと運動強度が高くならないので注意が必要です。つまり一般的に、男性より女性のほうが速いテンポで歩かないと効果が得られないのです。

まず、意識せず普段通りに歩き、1分間の歩数をカウントしてみましょう。そして、その歩数に19歩プラスした歩数を1分間に歩くようにすれば、運動強度が1つ高くなります。19歩プラスしても楽に歩けるようになったら、さらに19歩プラスして歩くようにし、少しずつ運動強度を高めていきましょう。

よく歩く人は長命である!?

「歩行は最良の薬である」とは、ギリシャの医聖ヒポクラテスの言葉です。また、江戸時代の儒学者、貝原益軒《かいばらえきけん》は『養生訓《ようじょうくん》』の中で、「身体は日々少づつ労働すべし。久しく安坐《あんざ》すべからず。毎日飯後《はんご》に、必ず庭圃《ていほ》の内《うち》数百足しづかに歩行《ほこう》すべし。雨中には室屋《しつおく》の内を、幾《いく》度《ど》も徐行《じょこう》すべし。如レ此《かくのごとく》日々《ひび》朝晩運動すれば、針灸《しんきゅう》を用ひずして、飲食気血《いんしょくきけつ》の滞《とどこおり》なくして病《やまい》なし」と述べています。

食事のあと、晴れている日は庭や畑のまわりを、雨の日は屋内をゆっくり歩くようにすれば、病気にならないと主張しているのです。実際、貝原益軒は84歳まで生きており、江戸時代の人としては非常に長寿でした。本人も毎日よく歩いたのではないでしょうか。

アメリカの研究者、アレキサンダー・リーフは、長寿の秘密を探るために、世界三大長寿村といわれるエクアドル・アンデス山脈の渓谷にあるビルカバンバ村、西パキスタン北部の小王国フンザ、旧ソ連コーカサス地方のグルジア高原を訪問。そこに住む高齢者の様子を『世界の長寿村―百歳の医学』(女子栄養大学出版部刊、1976年)という本にまとめました。

職種による死亡率の違い

歩く習慣の有無が健康に与える影響について調べるために、郵便局の事務員と郵便配達員、バスの運転手と車掌の心臓病による死亡率を比較した調査があります。心筋梗塞の初回発症後の３カ月以内の死亡率は、仕事中に歩く時間の長い職種の人のほうが、同じ企業の事務職の人に比べて２倍近く生存率が高くなることがわかりました。

また、ハーバード大学の卒業生を対象に行われた大規模な追跡調査でも、歩行距離が１週間に約５キロメートル未満の人の死亡率を１とした場合、約15キロメートル以上歩く人の死亡率は0.79に減少しました。

リーフはこの３つの村に長寿の人が多い理由として、遺伝、健康的な食事、精神的ストレスの少なさなどとともに、山間部という住環境を挙げています。山道を毎日昇り降りする、つまり、毎日歩く機会が多い生活習慣も、健康で長寿になる要因として考えられるというわけです。

リーフはその著書の中で、「運動する時間がないという人は、やがて病気のために時間を失うことになる」とも述べています。「運動」というと、ついついおっくうになってしまったり、尻込みしたくなる人が多いようです。

しかし、「ウォーキング」という形に置き換えれば、やってみようという気になるのではないでしょうか。

ウォーキングで、うつ病の確率が下がる

文明の利器が次々と発明され、生活が便利になることと引き換えに、人が身体を動かす機会はどんどん減っていきました。その結果、肥満、高血圧、糖尿病などの「生活習慣病」が国民病として問題になっています。一方、ＩＴ革命によって情報の処理や通信システムも目覚ましく進歩しています。機械化や省力化が生活習慣病を招いたのと同様に、情報の処理・伝達システムの発達と普及は、人の脳と神経の働きに影響を及ぼしていると考えられ、うつ病など心の健康を損なっている人はどんどん増える傾向にあります。

●ウォーキングをすると、脳も使う

心の健康を取り戻すためにも、ウォーキングは役立ちます。ウォーキングを含めた身体運動は脳の働きによって起こり、運動の結果は各種の感覚器から脳へと情報が戻っていきます。目的を持って歩くことは、精神や心理状態を正常に保つ効果があるのです。

●快感情が刺激され、幸福感がアップ！

18～20歳の44名の女性に、やや起伏のある1周７００メートルの遊歩道をウォーキングし

てもらい、その前後の心理状態を調べた実験があります。心拍数が115〜123拍/分になる程度のやや速いスピードで、30〜35分歩いてもらうと、すっきりした、頭が冴えた、いきいきした、爽快になった、はつらつとした、のびのびした、気力が充実したなど、満足感が高まっていました。

また、やや太り気味の中年女性35名を2組に分け、一方はこれまで通りの生活をしてもらい、もう一方は1日に45分のウォーキング(心拍数は平均138拍/分)を週5日実施してもらいました。そして、対象者に4種類の心理テストを行ったところ、ウォーキングをしたグループは幸福感が高まり、15週間後も幸福感が高い水準にあったのです。

●1日に30分、週5日で、心の健康を損なうリスクが減る

さらに20〜87歳の男女を対象に、うつ症状を訴える人と日常で実践している運動量との関係を調べたアメリカの研究によると、ほとんど運動しない、あるいは運動をする機会が少ない群と比べ、運動をする、あるいは運動をよくする群は、うつ症状になる確率がかなり低くなることがわかりました。この報告を行った研究者たちは、ウォーキングのような中程度の運動を継続して行うことで、「血中のセロトニンやノルエピネフリン濃度を上昇させるとともに、神経系の構造と機能に多くの変化をもたらすことが期待できる」と述べています。

高齢者におすすめのウォーキング法

国内の総人口に占める65歳以上の人口の割合が21パーセントを超え、日本は超高齢社会に突入しました。2011年の75歳以上の人口は11・5パーセントですが、2060年には26・9パーセントに達すると推計されています。人口の4人に1人は75歳以上となる計算です。超高齢社会では、本人はもちろん、高齢者の家族や周囲の人々にとっても、高齢者が少しでも長く自分の足で立ち、歩き、日常生活を自力で行える能力を保つことが重要となります。

歩く能力を維持すると、「積極的に社会に参加する意欲が高まる→歩く機会が増える→身体能力が高まる→自信が高まる」というプラスの連鎖が起こります。しかし実際は、75歳を超えると身体的にも精神的にも不調が起きやすくなり、病気、不定愁訴、転倒などさまざまな理由により「歩かなくなる」状況が生まれます。歩かなくなると運動能力はとたんに低下し、やがて「歩きたくても歩けない」状態に陥ることになります。2010年の国民健康・栄養調査によると、70歳以上の人が1日に歩く平均歩数は男性4890歩、女性3872歩で、男女ともに60歳代の人より2000歩以上も少なくなっています。

●歩くことを強く意識して生活する

１日30分以上の運動を週２日以上行い、それを１年以上継続している人は、70歳以上の男性で45パーセント、女性で35・７パーセントという高い結果が出ています。これを考えると、70歳以上でも運動習慣のある人は多いけれど、それは移動（歩くこと）が伴わない、体操などがメインになっているのだと推測できます。つまり、70歳以上の人は「歩く」ということを強く意識して生活しないと、歩かなくなる傾向にあるのです。

●普段より速足で、こまめに歩く

高齢になると歩く速度が低下します。その大きな原因は、歩幅の減少です。また、高齢者の歩き方の特徴として、両足を地面についている時間が長くなる、足を上げる高さが低下する、腕の振りが減る、方向転換が不安定になる、などが挙げられます。さらに、また、ひざ、足、肩、ひじなどの関節の可動性も低下し、高齢者特有のすり足、小また歩行となります。こうした歩き方の変化によって筋肉の動きが不十分になり、機能低下を促してしまうのです。とはいえ、75歳以上の高齢者がいきなり長時間のウォーキングを行うのは、身体に負担がかかり過ぎて危険です。普段より少し速足で歩くこと、あとで述べる３歩目大また歩きを意識し、生活の中でこまめに歩くように心がけることから始めましょう。

高齢で歩くのが遅い人は余命が短い⁉

フィンランドの研究者たちが、75歳の人の歩くスピードについて5年間の追跡調査を行いました。この調査によると、80歳までの5年間で、歩くスピードは男女ともに低下していました。そして、5年間の調査期間中に死亡した人たちについて、その人たちの75歳当時の歩くスピードを調べたところ、平均値より明らかに遅く、80歳になって測った人たちの平均値と同程度のスピードだったのです。

この結果から「高齢になって歩くスピードが遅い人は余命が短い」といえるようです。日本でも、平均年齢80歳の人たちを対象にした研究で、週4回、1日15分以上戸外でウォーキングを行うことが、寿命の延びと関連していたという報告があります。

しかし、高齢になるほど一人ひとりの健康状態が多様化していくので、個別の配慮が必要になります。たとえば、「視線をまっすぐにして歩く」のは、脊椎が湾曲して円背《えんぱい》になっている人には、適した助言にならない場合もあります。高齢者が望ましい歩き方を身につけるには、ウォーキングだけでなく筋力の増強運動や柔軟運動なども一緒に行う必要があります。

スポーツ選手だった人は長寿か？

世界でもっとも過酷な自転車プロロードレースといわれる、「ツール・ド・フランス」に出場した選手の寿命が調査されました。調査対象となったのは、1892年から1942年に生まれたフランス、イタリア、ベルギーの選手たちで、2007年12月31日時点での年齢別に、生存している人数を対象の選手全体の人数で割り、年齢別の生存率を算出しています。一方、選手たちと同年齢の一般の人たちの年齢別生存率も算出し、比較しました。すると、ツール・ド・フランスの出場選手の50パーセントが生存している年齢は81. 5歳なのに対し、一般の人は73. 5歳でした。

若いころに激しいトレーニングを行った選手は筋肉や骨を貯え、引退後も運動を続けるなど活動的な生活を送り、バランスのいい食事を摂る、喫煙・飲酒を控える、休養を十分に取るなど、心身にプラスとなる生活習慣を維持していることが、長寿に結びついていると推測できます。

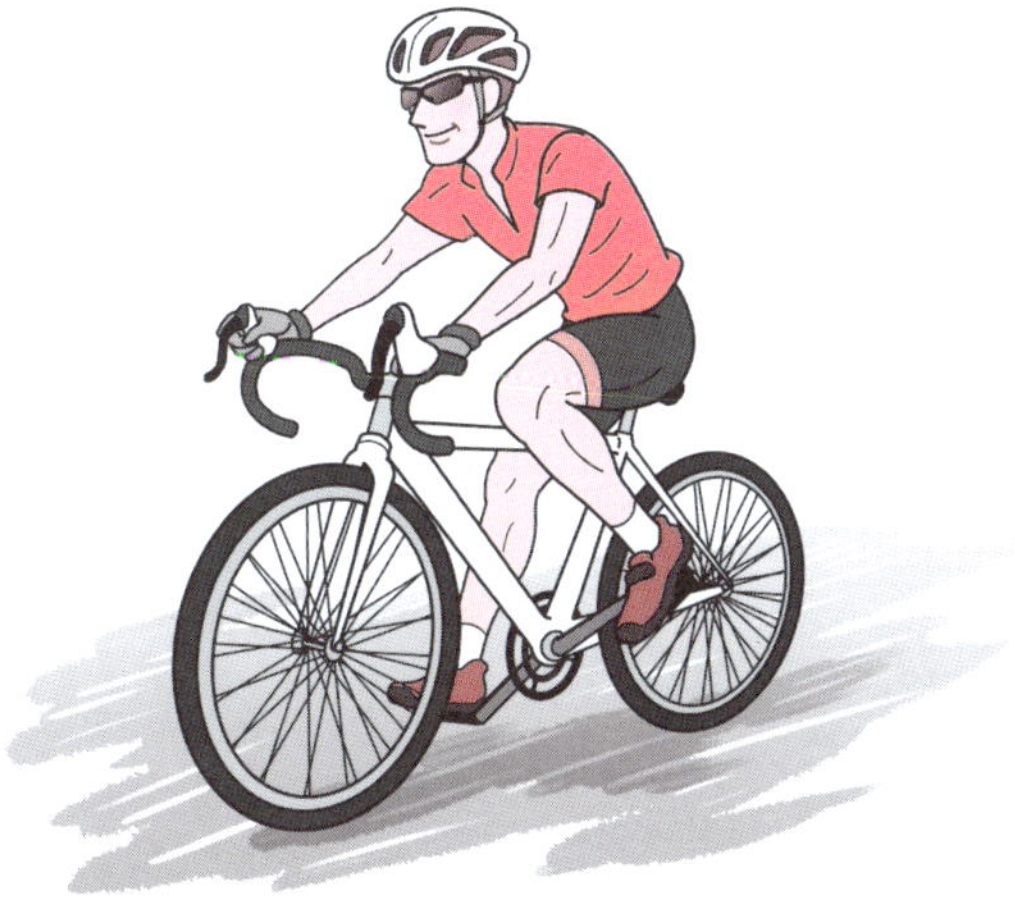

ウォーキングで骨密度を上げる

吸収される古い骨と、新しくつくられる骨のバランスが崩れ、骨密度が低くなると、す（鬆）が入ったように骨の中がスカスカになります。この状態が骨粗しょう症です。骨がスカスカになると、ちょっとした衝撃でも骨折しやすくなり、最悪は寝たきり状態になることもあります。閉経後の女性は女性ホルモンの減少により、特に骨粗しょう症のリスクが高くなります。骨粗しょう症の予防にはエストロゲン（女性ホルモン）の服用、カルシウム・ビタミンDの補給とともに、運動が有効だといわれています。

閉経後の平均年齢60・2歳の女性18人が、3・1キロの負荷となるベルトを腰につけて50分のウォーキングを週4日、52週間実践し、ウォーキングをしなかったグループと比較調査を行いました。すると、前者の腰椎の骨密度は0・5パーセント向上したのに対し、後者の腰椎の骨密度は7パーセント低下していました。つまり、加齢に伴う骨密度の低下の度合いを緩やかにしたり、骨密度を上げるためには、運動が欠かせないということです。

では、どのような運動が適しているのでしょうか。骨に対して体重の負荷が比較的大きく

骨粗しょう症予防のためのウォーキング・プログラム
(政二　慶, 宮下充正, 1994を一部改変)

	内　容	歩数(歩)
1日目	速めに10分間歩く	1,100〜1,200
2	できるだけ速く10分間歩く	1,200〜1,300
3	競争のつもりで10分間歩く	1,300〜1,400
4	12分間やや速く歩く	1,400〜1,600
5	12〜15分間やや速く歩く	1,500〜1,900
6	15分間歩く	1,700〜1,900
7	20分間歩く	2,300〜2,500
8	20分間以上歩く	2,300以上
9 10	25分間やや速く歩く	3,000〜3,200
11 12	30分間やや速く歩く	3,600〜3,900
13	30〜40分間やや速く歩く	3,600〜5,200
14	40分間やや速く歩く	4,800〜5,200

政二　慶, 宮下充正:骨粗鬆症予防のための運動処方.骨・関節・靭帯 7:151-157, 1994

なる運動（ランニング、ウォーキング、エアロビクスなど）のほうが、重力の負荷の少ない運動（水泳、アクアビクスなど）よりも、効果が得られやすいといわれています。なかでも、ウォーキングはだれでもいつでも気軽にできるので、骨粗しょう症予防には最適の運動といえるでしょう。

しかし、運動習慣のなかった人や、あまり歩く経験をしてこなかった人が、いきなり長時間歩くのは、身体への負担が大き過ぎて逆効果になることも……。1週間に2〜3日の頻度で、10分間歩くことから始め、少しずつ歩く歩数とスピードを増やしていきましょう。

ウォーキングは認知症の予防にもよい

認知症とは、後天的に脳が器質的障害を受け、機能が低下してしまう病気です。日本における認知症発症の割合は65～74歳までは2～3パーセントなのですが、85歳以上になると20パーセント、90歳以上では40パーセントという高い確率です。その一方、個人差が大きい病気なので、50歳で発症する人もいれば、100歳になってもまったく認知症の兆候が見られない人もいます。

ウォーキングは脳が筋肉に「歩きなさい」と指令を出すことで始まります。そして、歩き始めるとさまざまな感覚器から脳に向かって情報を発信します。つまり、ウォーキングは脳と身体の双方で刺激を与え合うこととなり、それが認知症予防につながると考えられています。ウォーキングと認知症改善の関係について、次のような調査結果があります。心大血管疾患によるリハビリテーションを受けた50人の患者（平均年齢78歳）について調べたところ、入院時には30人が介助してもらっても30メートルしか歩けず、150メートル歩けた人は3人のみでした。さらに、27人は検査によって認知障害陽性と診断されました。

ウォーキングのイベント参加

ウォーキングが習慣として定着し、歩くことに自信がついてきたら、ウォーキングイベントに参加してみましょう。地域のウォーキングクラブ、自治体が行う市民ウォーキング大会、日本ウォーキング協会が主催・後援する全国規模のウォーキング大会など、大小さまざまなイベントがあります。

ウォーキングのイベントには、歩くことに喜びを感じている人が集まってきますから、そういう人たちと友だちになることで、ウォーキングの面白さをより深く感じることができるでしょう。

また、「○月のイベントに参加する」などと目標を持つことによって、日々のウォーキングのモチベーションも高まってきます。

これらの患者に、ウォーキングと日常生活動作（着替え・洗面・トイレなど）の練習を加えたリハビリテーションを、平均で3カ月行ったところ、35人が200メートル歩けるようになりました。

また、認知障害と診断された人も退院時には18人に減少していました。

つまり、認知障害になってもウォーキングなどのリハビリテーションをしっかり行うことによって、改善することが可能だということです。

これは日常生活も同様で、家族など周囲の人がリハビリにじっくりつき合うことによって、認知症の症状を軽減することができるのです。

COLUMN

チェック！
10年後は危ない!?（下肢の圧痛）

関節の中心を外す悪いアライメントで立ったり、歩いたり、運動をし続けると、余計な負担がかかってしまい、身体にトラブルが現れるようになります。

40歳を過ぎたころから、「腰が痛い」「歩くとひざに違和感がある」など、身体の衰えに気づく人は多くなります。特に下肢のどこか1カ所でも、押すと痛い部分があったら要注意です。これまでの間違った使い方のつけがたまり、身体が悲鳴を上げ始めています。このままでいると、10年後には歩けなくなっている可能性があります。

このチェック法は、運動によって痛みが出る前に、この部位を押すと痛みや違和感を覚えるので、早期発見に役立ちます。

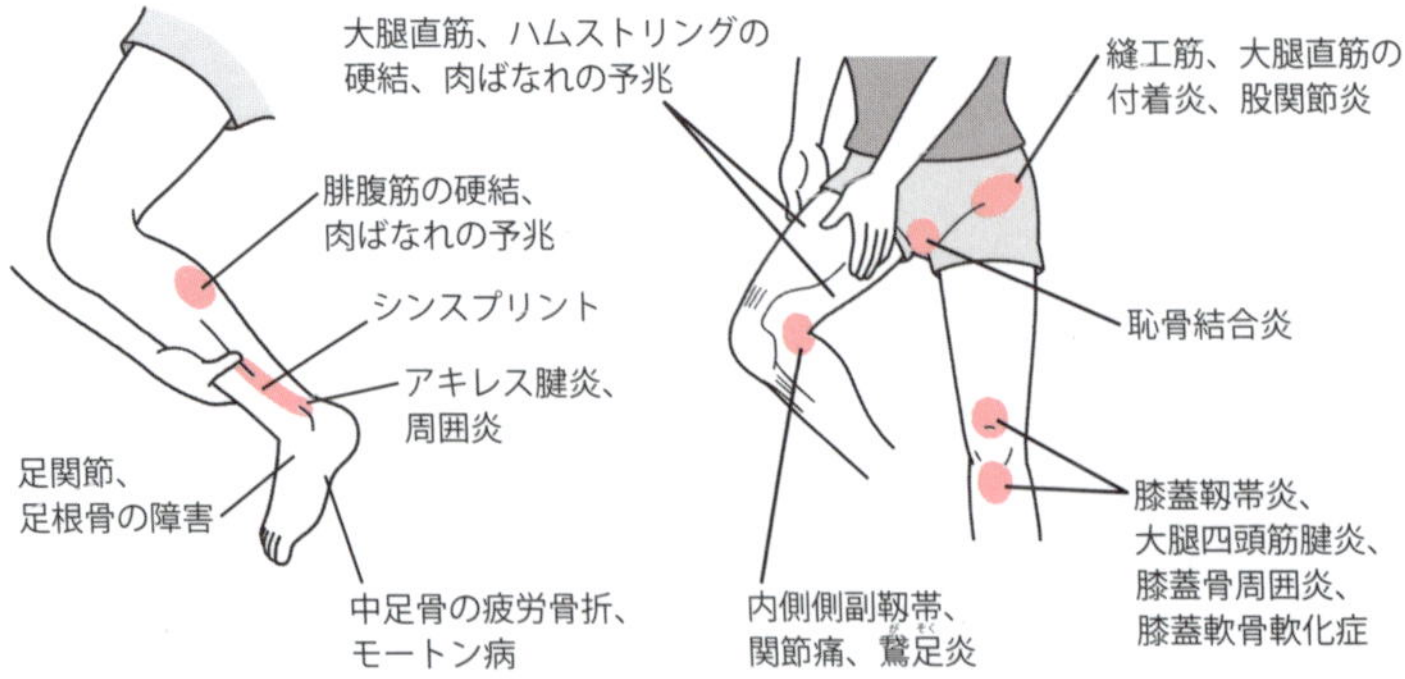

第3章

美しく「立つ・座る」ことから始めよう！

美しく「立つ・座る」ために

間違ったウォーキングをして身体にダメージを与えることなく、身体の構造に合った美しい歩き方を身につけることが本書の目的です。それにはまず、生活の基本動作である座り方、立ち方を美しくして、上手な歩き方を身につけることから始めましょう。人間の身体は高性能にできていて、重力に抵抗しながら無理なく立てる構造になっています。つまり、自然と身体の中心に体重がかかるようになっているのです。ところが、不自然な立ち方や歩き方が習慣になり、中心からずれるような身体の使い方をしている人がとても多いのです。

●美しい立ち姿とは？

では、「美しい立ち姿」とはどのような状態でしょうか。それは、頭が水平に保たれ、背筋が伸びた状態です。正しく立っていると、重心の位置も正しくなります。正しい重心の位置は、足の人差し指のつけ根とかかとを結んだ足の裏の中心上で、土踏まずの頂点あたりにあります。その中心線上にひざがあり、さらにまっすぐ線を伸ばすと股関節のつけ根に垂直につながっている、というイメージです。正しい重心の位置で立つ練習をしてみましょう。

この美しい立ち姿に違和感を覚える人は、普段、正しい重心の位置で立っていない人です。正しい重心の位置で立っている姿（正面、横、後ろ）と、普段の自分の立ち姿（正面、横、後ろ）を撮影し、違いを確認してみてください。写真を見れば、自分の立ち方のどこが悪いのかを客観的に判断することができます。座り方も、重心の位置は同様です。

●身体のどこからが下肢か?

ところで、「身体のどこからが下肢だと思いますか?」と尋ねると、多くの人が股関節のつけ根あたりを指します。たしかに、下肢を動かすと股関節が動きますね。股関節を曲げるときに働く大腰筋は胸椎12番みぞおちの奥から始まります。つまり、下肢は胸のあたりから始まると考えるべきなのです。下肢を前に出すときは、股関節のつけ根あたりから動かすのではなく、胸のあたりから前に出すイメージで踏み込むようにしましょう。

また、歩くときは足のみに意識が集中しがちですが、足だけで歩くと、腰やひざへの負担が大きくなり、痛みやけがの原因になります。背骨と骨盤を連動させて、一緒に動かすように意識しましょう。特に高齢になると、背中を動かさずひざ下だけでちょこちょこと歩く人が増えるのですが、これはよくない歩き方です。今悩まされているひざや腰の痛みは、その歩き方が原因になっていると思われます。

●足裏の正しい重心の位置

まず、足裏の重心の位置を知ることが大切です。それは、人差し指のつけ根と、かかとを結んだ中心上で、土踏まずの頂点あたりになります。

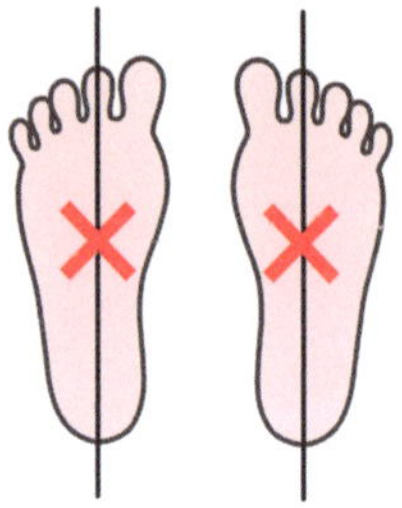

●正しい重心の位置で立つ

1 両足を肩幅程度に開いてリラックスします。

2 ひざを曲げずに足の裏を床につけたまま、身体を前後に大きく揺らします。ひざをゆるめ、背骨を柔らかく動かしていくと、頭でも足の裏でも前後に１本の線ができているのを感じます。少しずつ揺れを小さくし、前後の線の中心を探します。

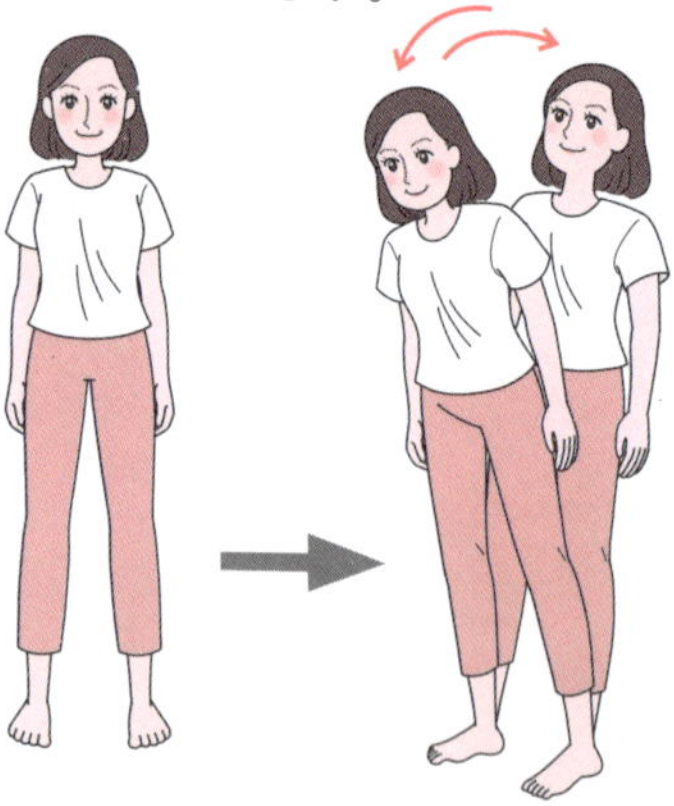

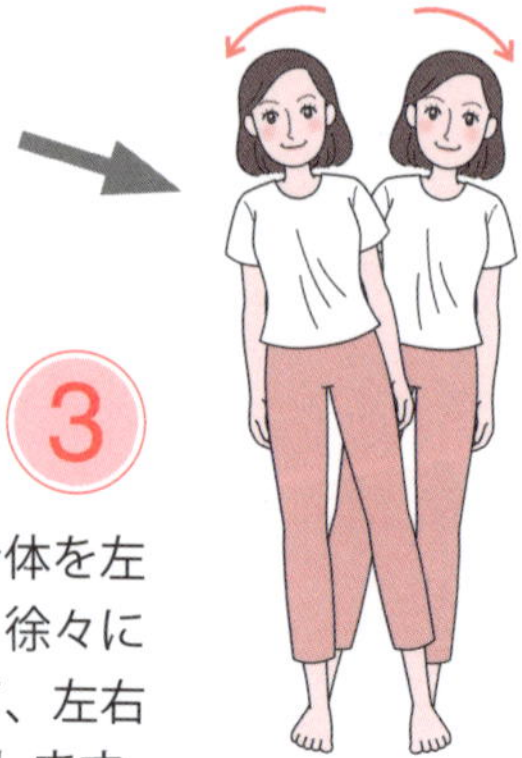

3 足の裏を床につけたまま、身体を左右に大きく揺らし、そのあと徐々に揺れを小さくします。そして、左右均等に重力がかかる位置を探します。

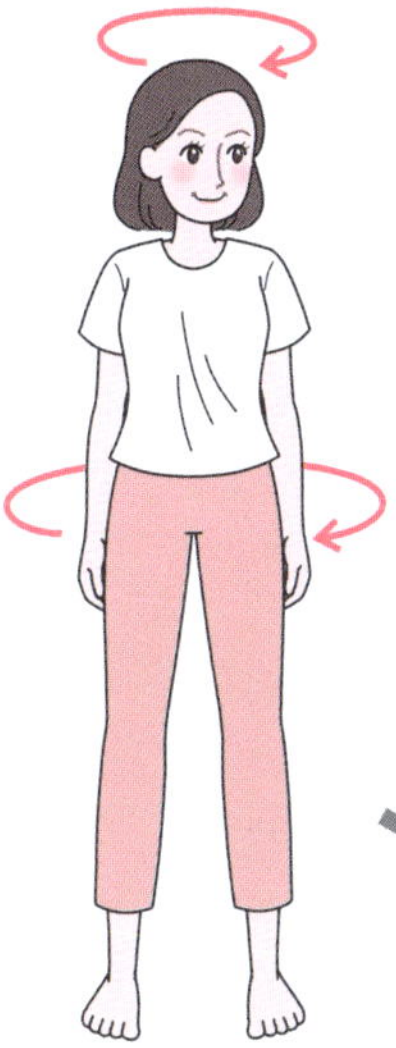

4

2と3の動きを交互に行うと、頭の上に「十」の字がイメージできます。その中心を起点にして、頭で小さな円を描き、同じ方向にぐるぐる回します。少しずつその円を大きくしていくと、足の裏にも同じ円ができます。同じようにして、反対まわりでも円を描きます。

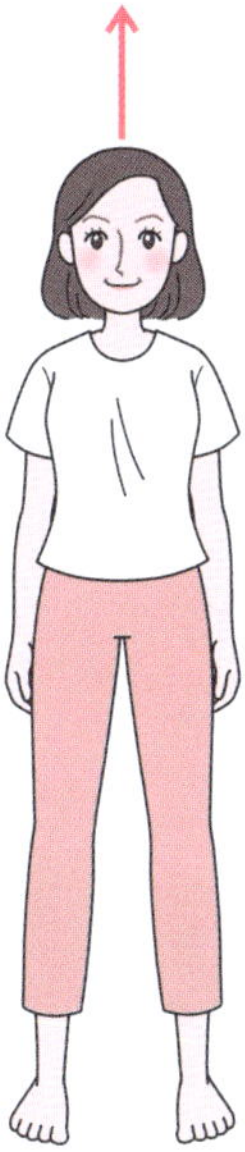

5

足の裏全体を床につけたまま、身体の中心を意識しながら、天井から頭を引っ張られるイメージで背骨を伸ばします。背骨を縮める力に抵抗する動きをイメージします。

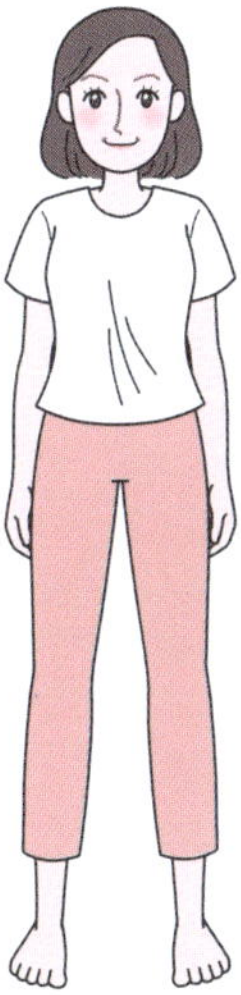

6

伸び縮みしない状態で力を抜いて立ちます。このようにすれば、重心の位置が正しい姿勢が完成します。

チェック！あなたの立ち方は大丈夫？

立ち方のチェック！

該当する項目に✓をいれましょう

- □ 正面から全体の姿を見て、左右対称になっているか？
- □ 正面から見て、両目・両耳を結ぶ線が傾いていないか？
- □ 正面から見て、左右の肩の高さ、骨盤の高さが、床と平行になっているか？
- □ 横から見た背中が丸く曲がっていないか？腰が反っていないか？
- □ 骨盤を動かして、股関節を伸ばせるか、曲げられるか、その中間で立つことができるか？
- □ ひざがピンと伸びているか、反っていないか？
- □ 足裏を意識し、かかとや足の親指、土踏まずの感覚を把握しているか？
- □ 頭の正しい位置は、両目で水平線を見る姿勢。あごが上がっていないか？

鏡に映る自分の姿を見て左右の差をチェックしてみましょう。横から見るときは、身体がねじれて正確なアライメントではなくなってしまうので、写真かVTRを撮ってチェックすることをおすすめします。鏡や写真などを見なくても、身体の感覚を使ってチェックできる項目もあります。

宮本武蔵《みやもとむさし》の『五輪書《ごりんのしょ》』には、背すじ、首すじ、鼻すじを意識していい姿勢をつくると書いてあります。背すじをまっすぐに、耳が肩の上にあり、鼻があごを通ってへそに向かうという具体的なアドバイスを参考にしましょう。

チェック！ あなたの座り方は大丈夫？

座り方のチェック！

該当する項目に✓をいれましょう

- □ 椅子の背もたれから、背すじを離しているか？
- □ 椅子の座面の中央に、おしりをのせ、坐骨だけで乗っているか？
- □ 坐骨（骨盤）を動かして背骨まで揺らせるか、いいアライメントになっているか？
- □ つま先がひざと同じ方向になっているか？
- □ 足と坐骨の間に、身体全体の重心がきているか？
- □ 背骨の並び、骨盤の並びが揃っているか？
- □ 身体全体が左右対称になっているか？
- □ 足の真上に、ひざの位置がきているか？
- □ 女性の場合、ひざを合わせて座ってかかとの間を広げたとき、つま先がひざと同じ方向になっているか？

座る姿勢は、いろいろあります。疲れて休むとき、仕事でパソコンに向かうとき、字を書くとき、機械を操るとき、食事をするとき、それぞれのシーン（目的）にあった座り方を見つけましょう。

また、シーンにふさわしい椅子と机、作業台も必要です。仕事をするときの椅子には、背もたれは必要ありません。休むときだけに背もたれを使いましょう。

56、57ページに掲載した、中心探しを座って行います。

次のページからは、美しく「立つ・座る」ための体操を紹介しましょう。

しらかばのポーズ

体操のトレーニングの中でも有名なポーズです。
腹筋に力を入れ、腰椎をまっすぐにすれば、
いいアライメント（骨の配列）で、背骨が並びます。

●しらかばのポーズ（立つ）

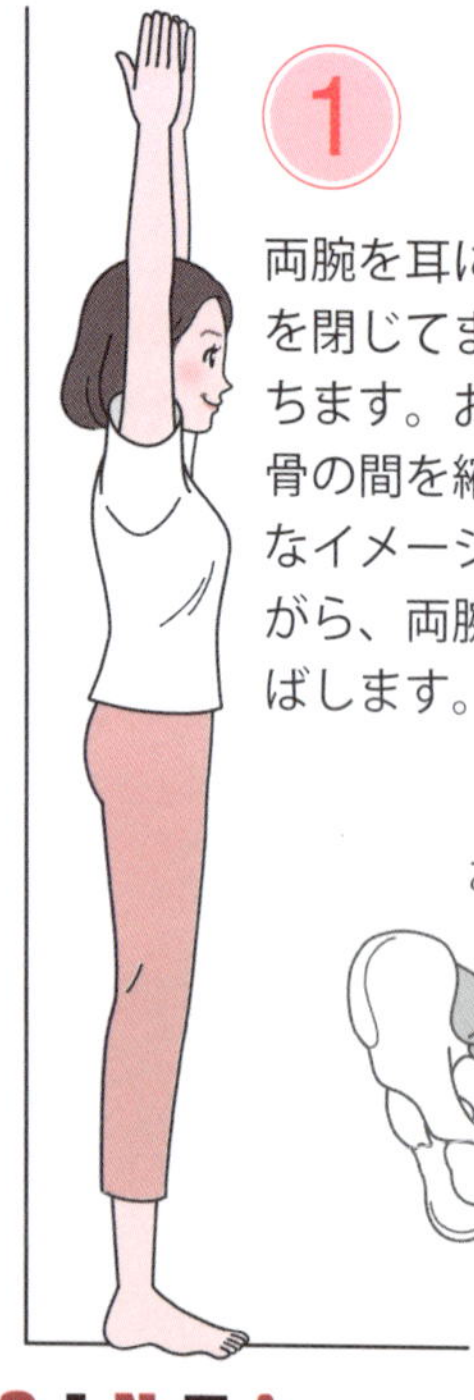

1

両腕を耳につけ、足を閉じてまっすぐ立ちます。おへそと恥骨の間を縮めるようなイメージを抱きながら、両腕を天へ伸ばします。

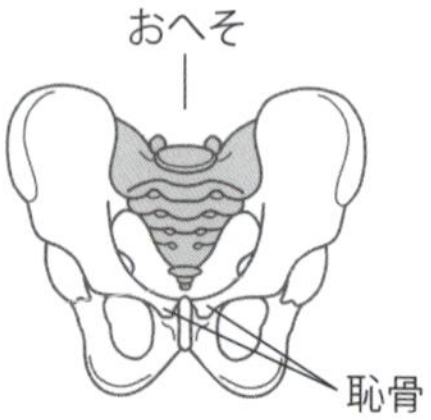

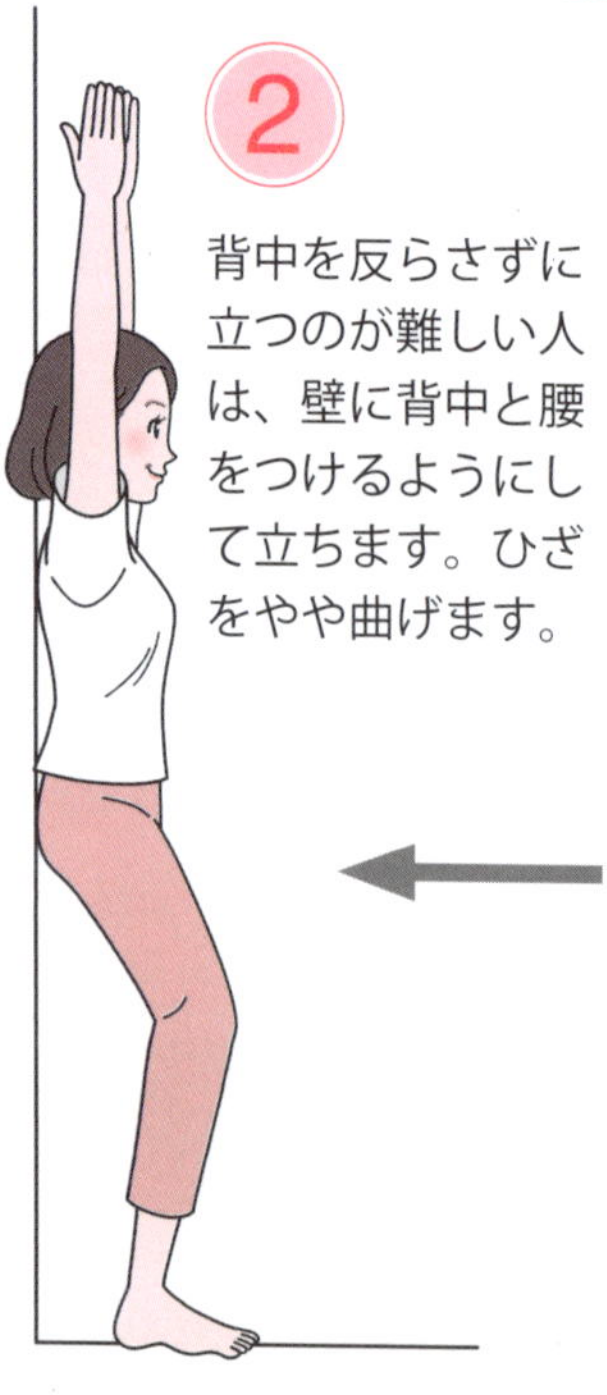

2

背中を反らさずに立つのが難しい人は、壁に背中と腰をつけるようにして立ちます。ひざをやや曲げます。

POINT!

背中を反らさず、お腹を突き出さないように意識して立ちましょう。

※ポーズを決めてから、5秒キープが目安です。

●しらかばのポーズ（座る）

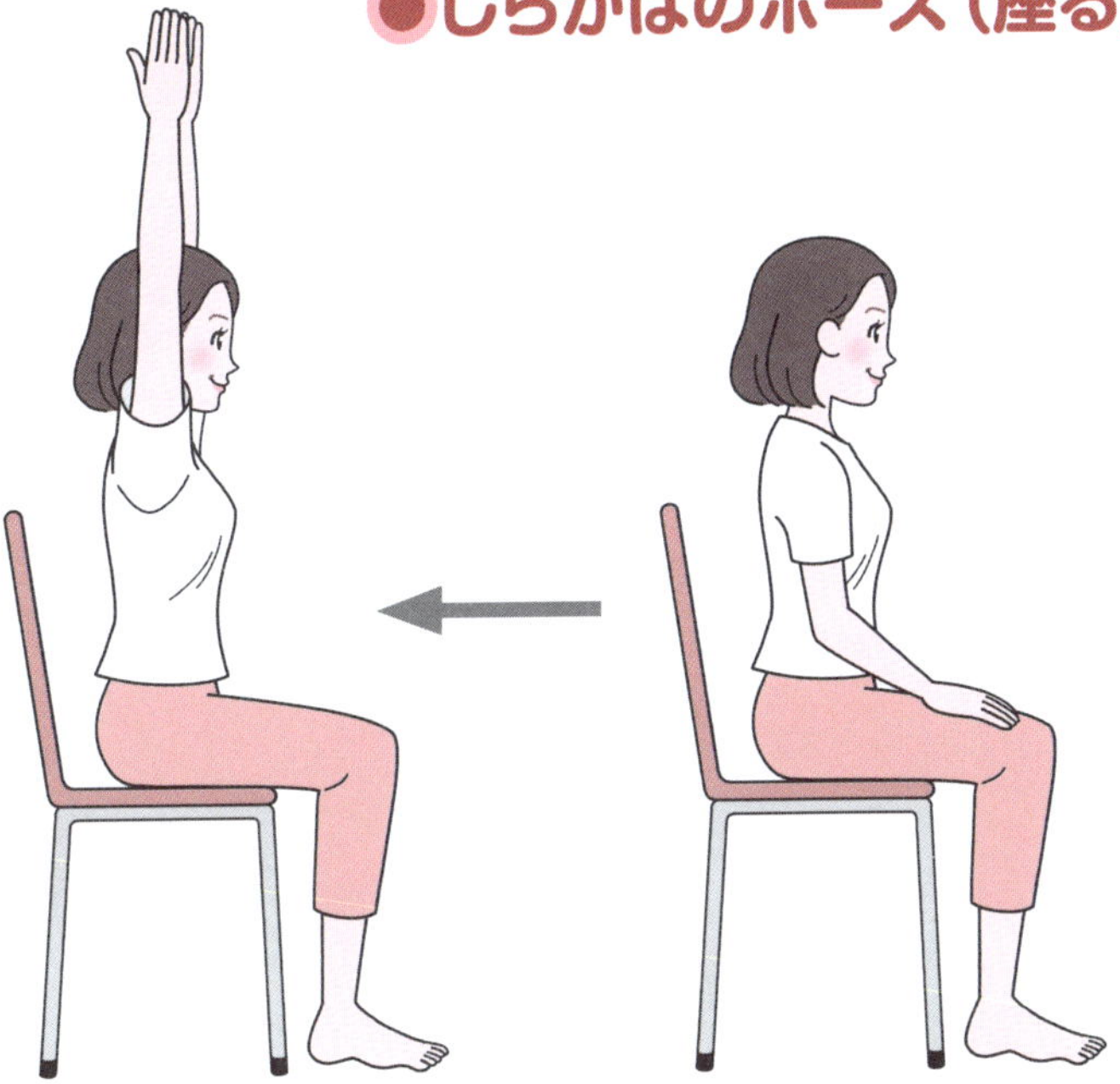

1

坐骨と足の裏に力を入れて椅子に座り、やや前傾姿勢で、顔は正面を向きます。

2

背中を反らさず、お腹を突き出さず、おへそと恥骨の間を縮めるようなイメージを抱きながら、両腕を天へ伸ばします。

POINT!

座ってするほうが難しいので、立って上手にできるようになってから、座って行いましょう。

※ポーズを決めてから、5秒キープが目安です。

坐骨歩き

坐骨を使い、おしりと背中全体を動かして歩くことで、背筋を鍛えることができます。背骨と足を連動して動かせるようになると、楽に歩けるようになります。

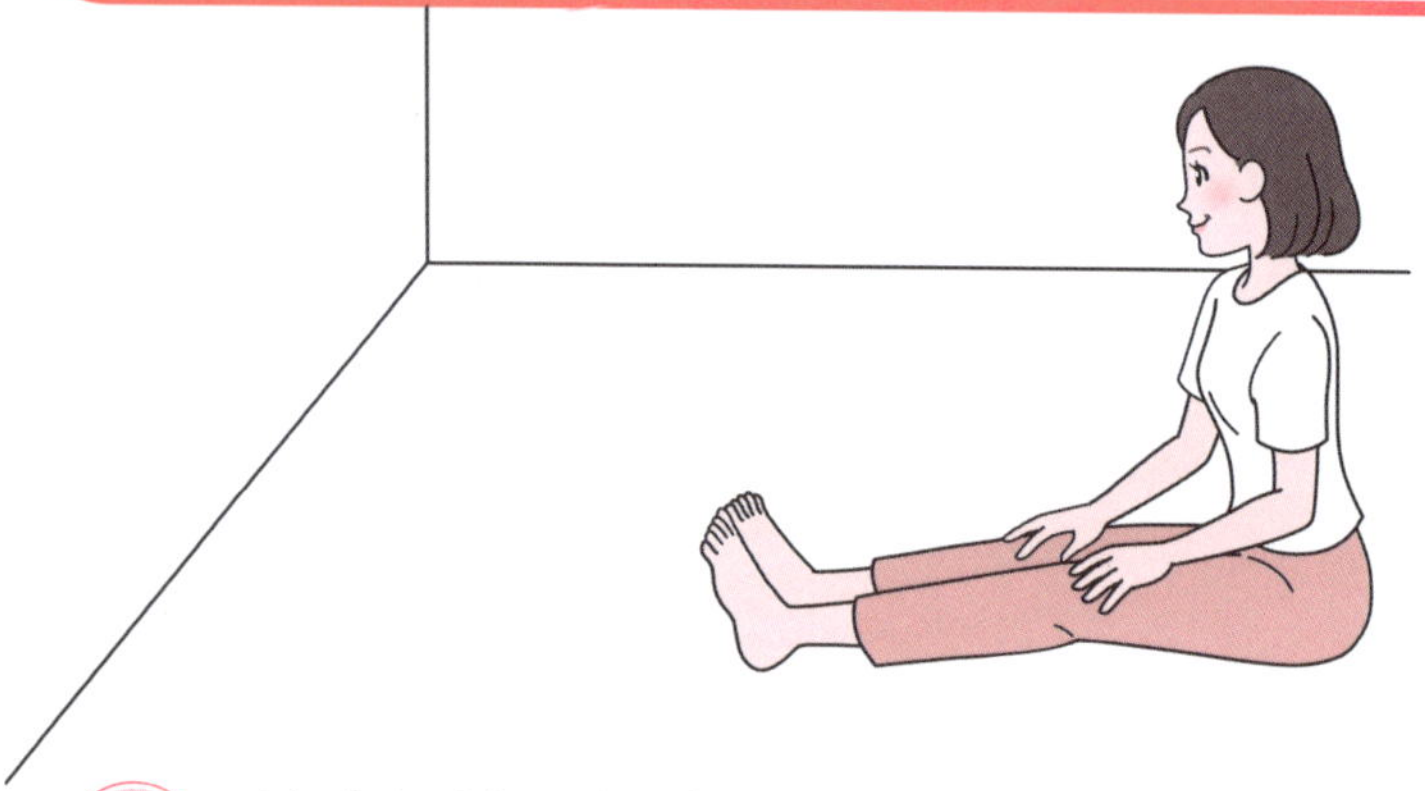

1 床におしりをつけて座り、背すじを伸ばし、足をまっすぐに伸ばします。

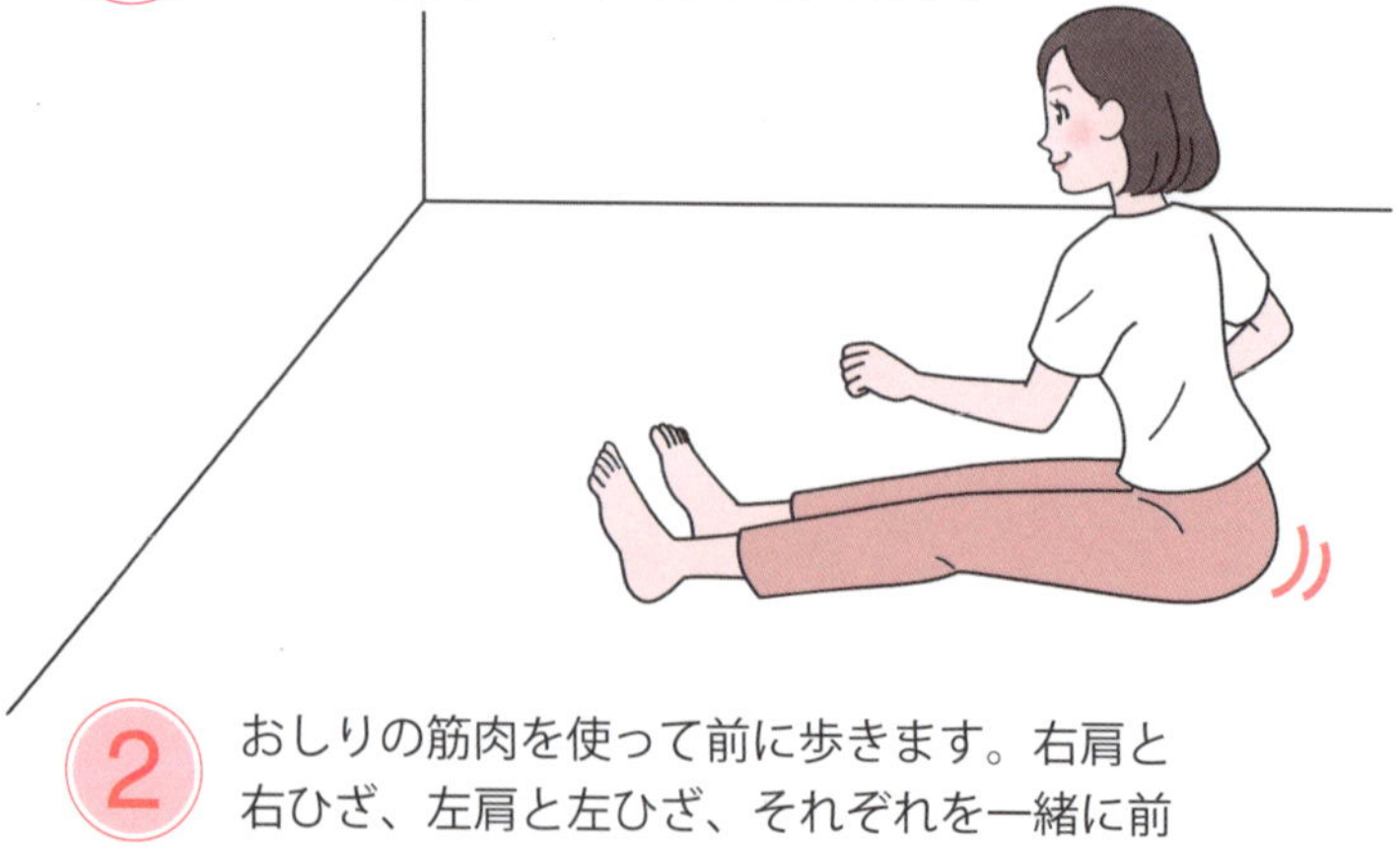

2 おしりの筋肉を使って前に歩きます。右肩と右ひざ、左肩と左ひざ、それぞれを一緒に前に出す歩き方をします。

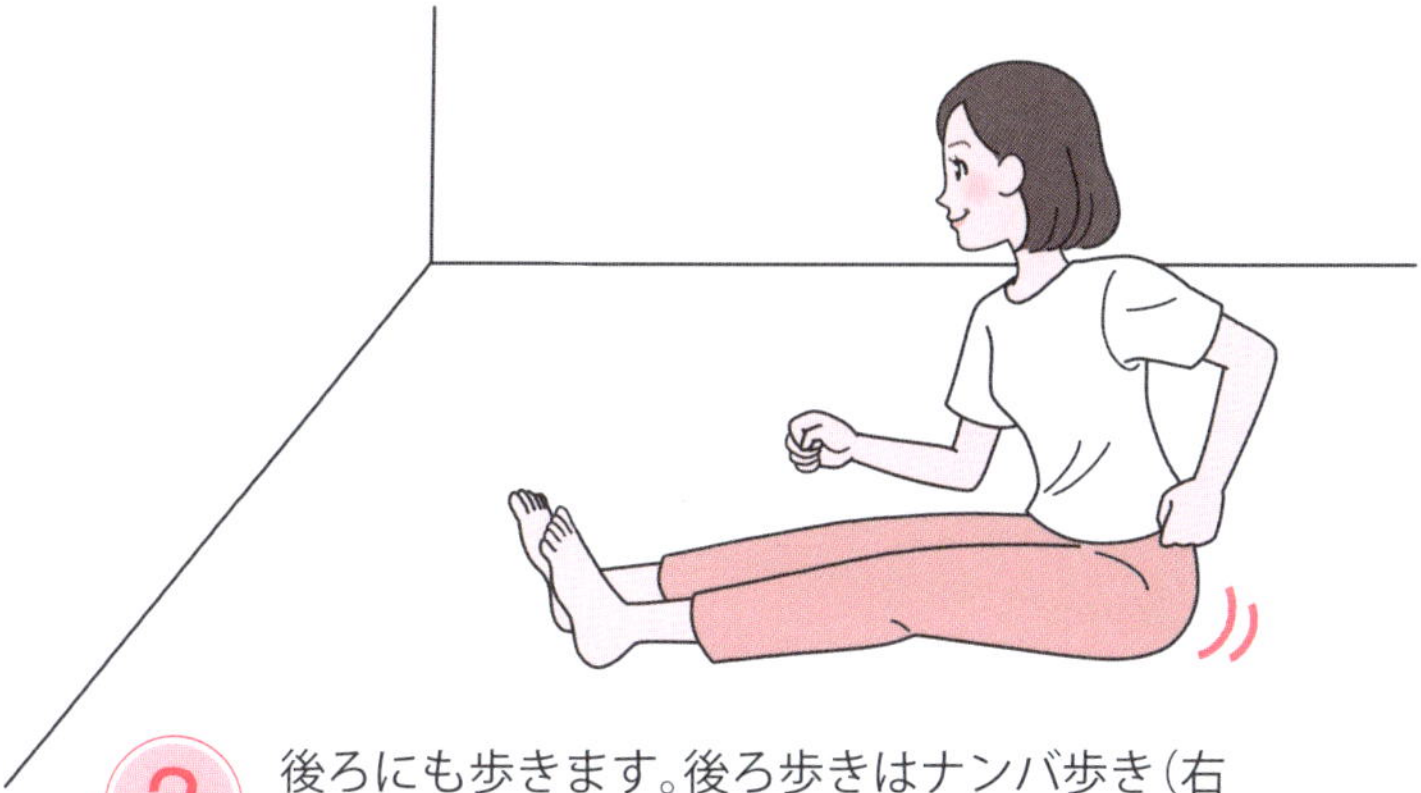

3 後ろにも歩きます。後ろ歩きはナンバ歩き（右肩と右ひざを同時に出す歩き方）のほうが楽にできる人が多いでしょう。

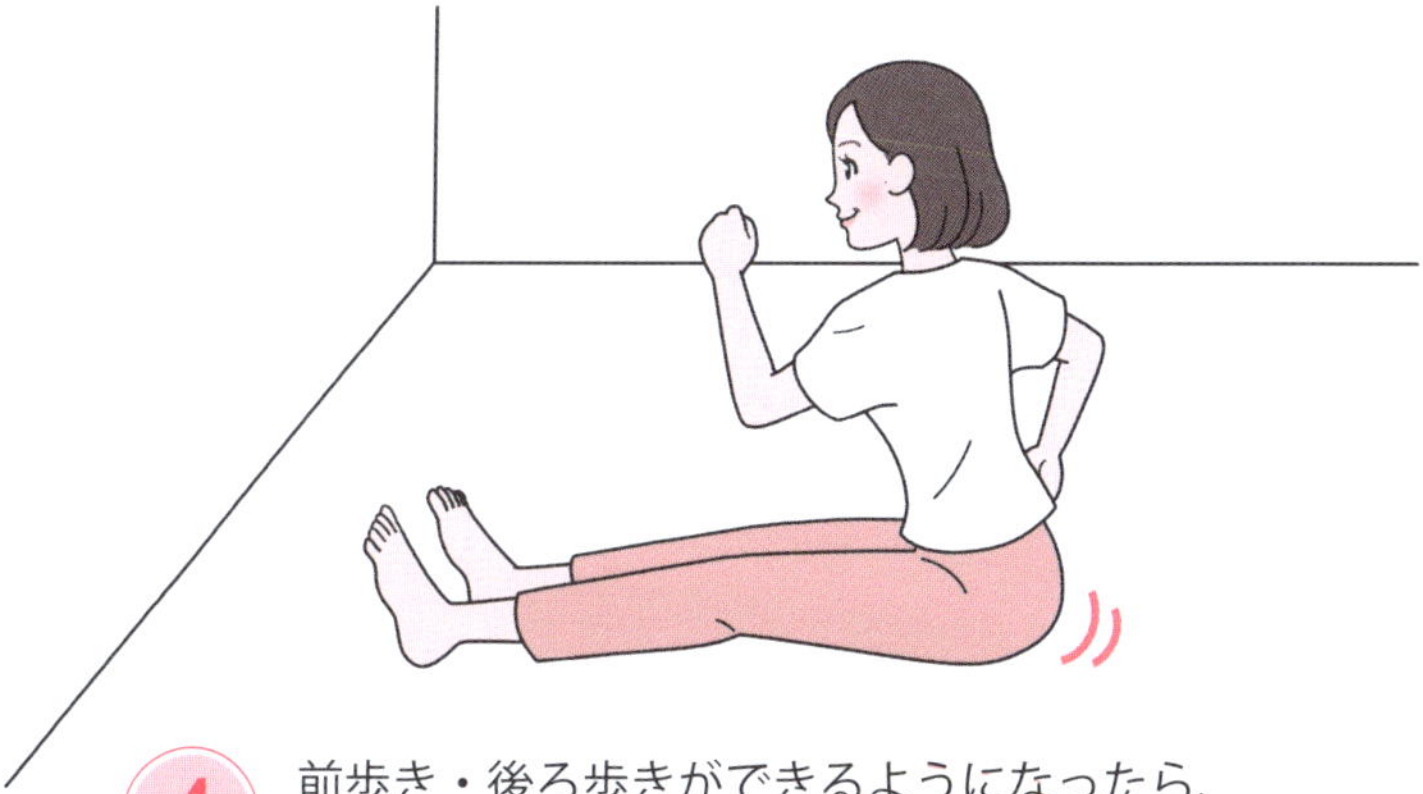

4 前歩き・後ろ歩きができるようになったら、左右の足を同じ方向へ交互に横にも歩きます。

POINT!

おしりと一緒に背骨をくにゃくにゃと動かしながら、足と背骨を連動させて歩くと、さらに効果的です。

※疲れない程度に行いましょう。

ドロー・イン

**腹筋(コアマッスル)を鍛えるためのイメージトレーニングです。
身体にさわって筋肉を確認することで、
どの部分を動かせば効くのかイメージしやすくなります。**

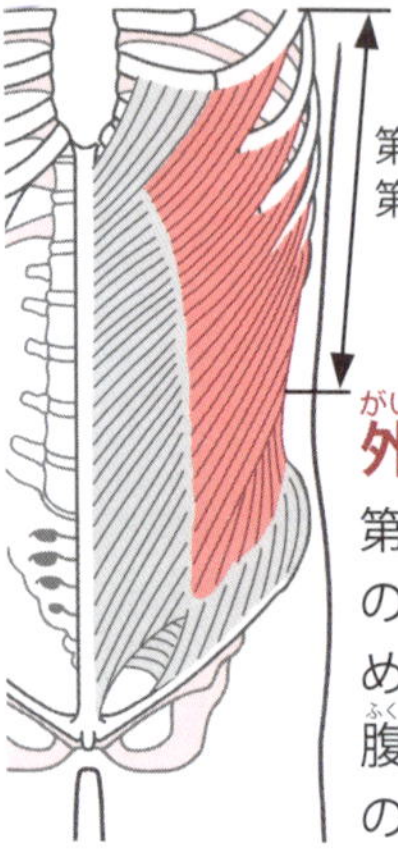

外腹斜筋《がいふくしゃきん》

第５〜第12肋骨《ろっこつ》の外側側面から斜め前下方に走る、腹壁外側部《ふくへきがいそくぶ》の腹筋のひとつです。

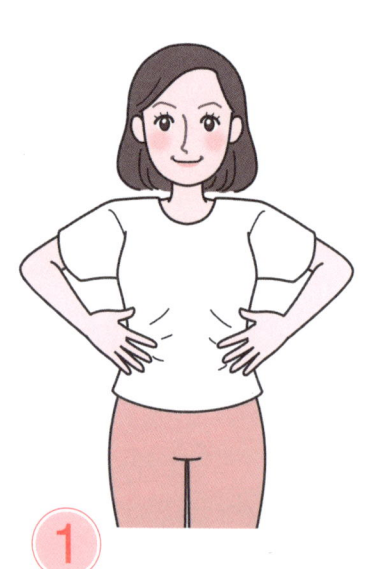

1

肋骨《ろっこつ》の間に指を入れて肋骨をさわり、そのまま中央に指を下ろして外腹斜筋《がいふくしゃきん》を確認します。さらに、その下に直行する内腹斜筋《ないふくしゃきん》を意識します。

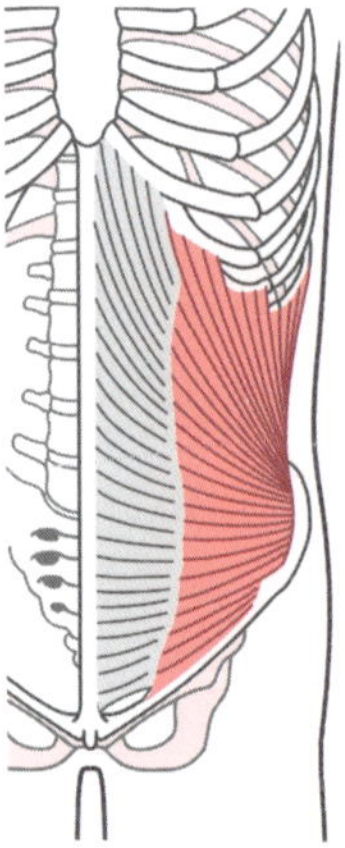

内腹斜筋《ないふくしゃきん》

外腹斜筋の奥にあり、腹壁外側部を走る側腹筋《そくふくきん》のひとつ。上行腹斜筋《じょうこうふくしゃきん》とも呼ばれます。

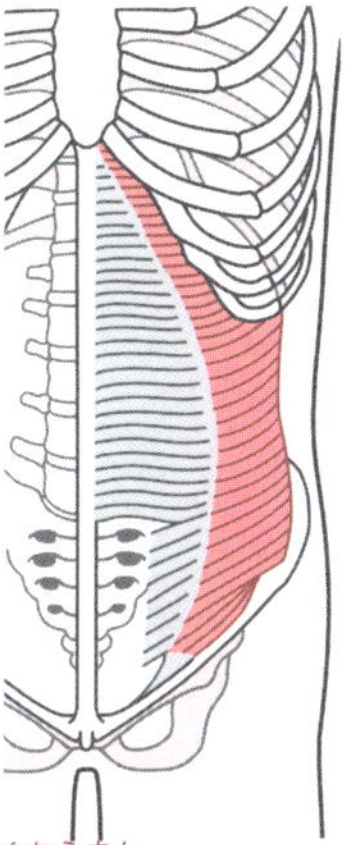

腹横筋《ふくおうきん》

内《ない》腹《ふく》斜《しゃ》筋《きん》の奥にあり、下《か》位《い》肋《ろっ》骨《こつ》、鼡《そ》径《けい》靭《じん》帯《たい》、腸《ちょう》骨《こつ》稜《りょう》、胸《きょう》腰《よう》筋《きん》膜《まく》から水平に外側に向かって走る側腹筋です。

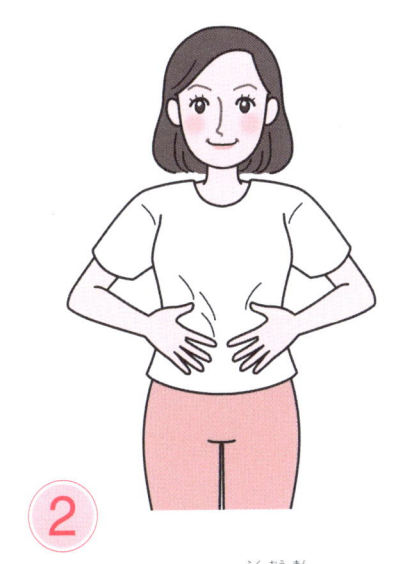

2

胴体全体をさわり、腹横筋《ふくおうきん》がコルセットのように覆っていることをイメージします。

POINT！

体幹まで届くようなイメージで、力強く押さえつけるようにしながら、さわります。

椅子を使ったストレッチ

**椅子に座っている時間が長い現代人に、
おすすめのストレッチです。仕事中や休憩時に、
背骨、骨盤、股関節周りを十分に伸ばしましょう。**

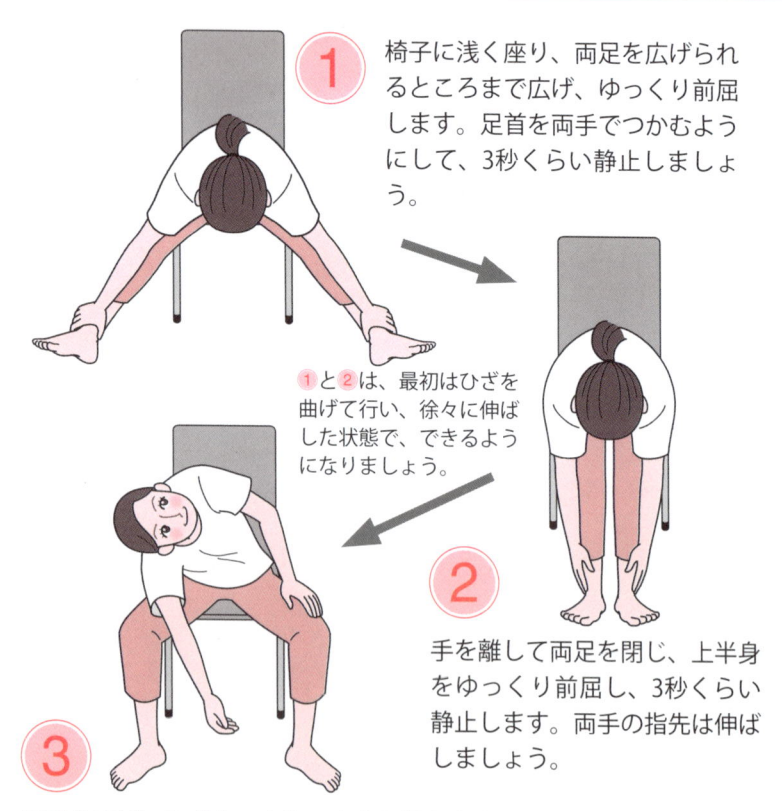

1

椅子に浅く座り、両足を広げられるところまで広げ、ゆっくり前屈します。足首を両手でつかむようにして、3秒くらい静止しましょう。

1と2は、最初はひざを曲げて行い、徐々に伸ばした状態で、できるようになりましょう。

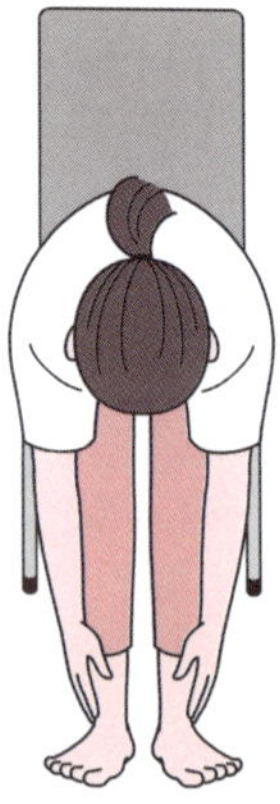

2

手を離して両足を閉じ、上半身をゆっくり前屈し、3秒くらい静止します。両手の指先は伸ばしましょう。

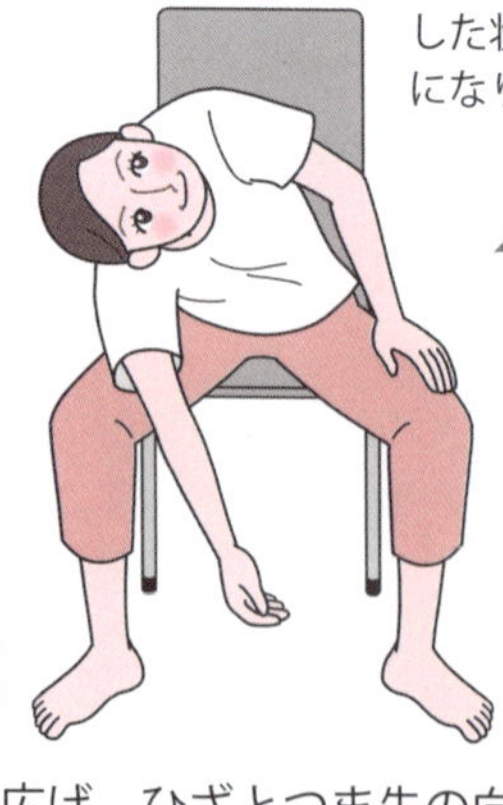

3

両足を広げ、ひざとつま先の向きを揃えます。肩をひざにつけるように内側に入れ、頭は肩につけるようにします。これを左右の腕で、ゆっくり行います。

4

上半身を左右に、ゆっくり5秒ひねります。

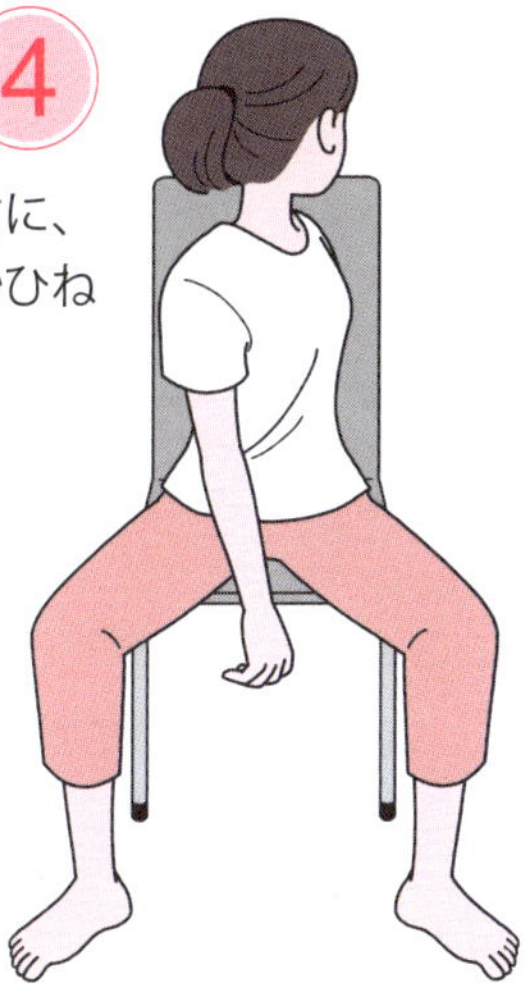

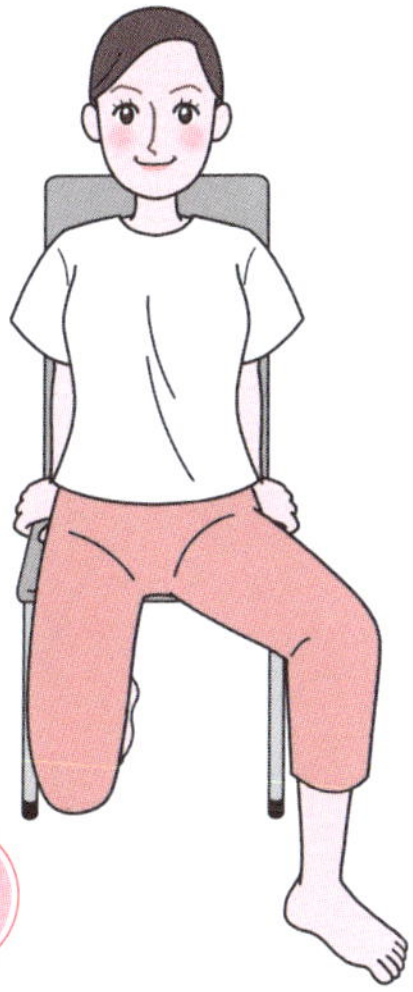

5

椅子に浅く座り、両手を椅子の縁に置き、片足を前に出します。もう一方の足の甲を床につけるようにして、ひざを床に下ろします。つま先を後ろに移動し、太ももの前を伸ばしましょう。

6

腰を前にずらしながら、上半身をゆっくり反るようにし、3秒ほど静止します。反対の足も同様に行いましょう。

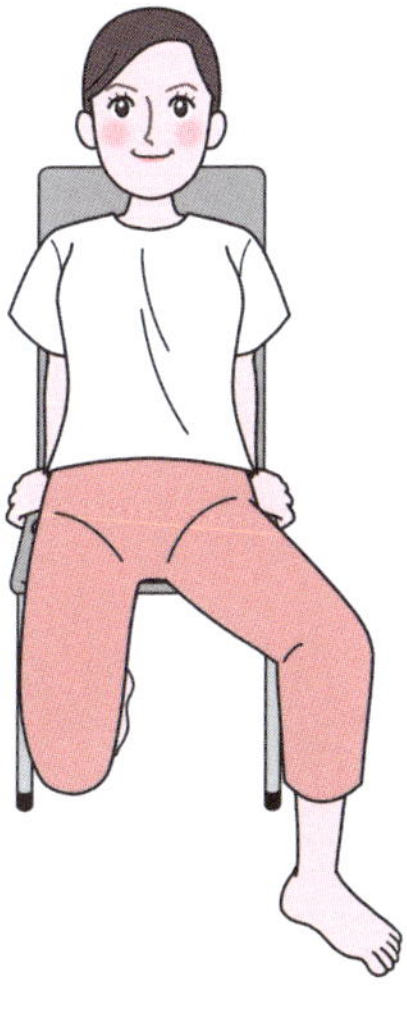

※ 1セットで5回が目安です。

あぐら回転立ち

いつもと違う身体の使い方に挑戦してみましょう。
股関節を回転させながら、
身体全体を使って回転立ち、回転座りです。

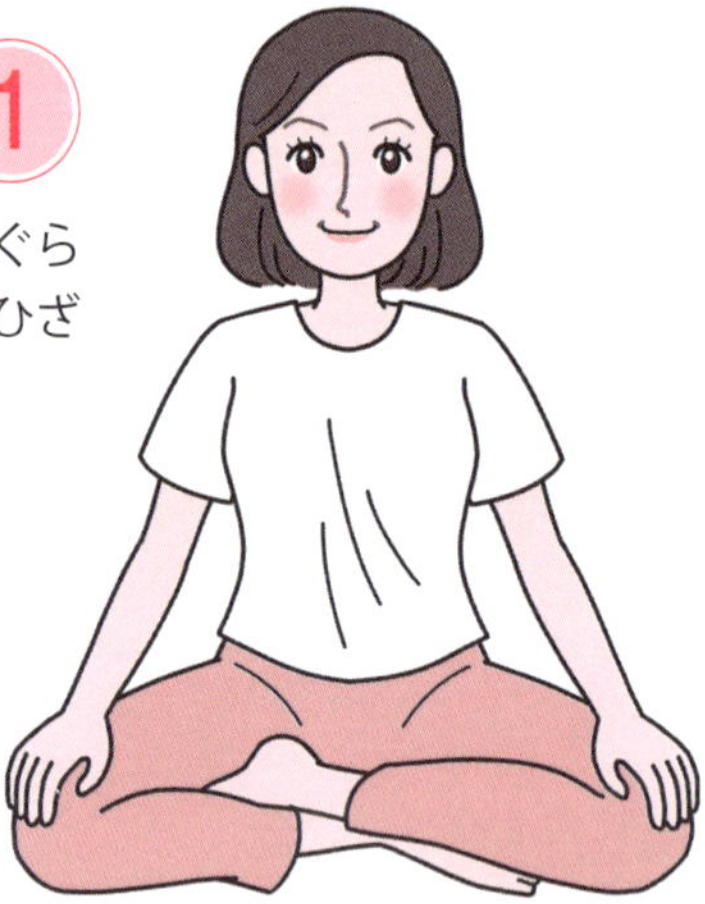

1

背骨を伸ばしてあぐらをかきます。手はひざの上に添えます。

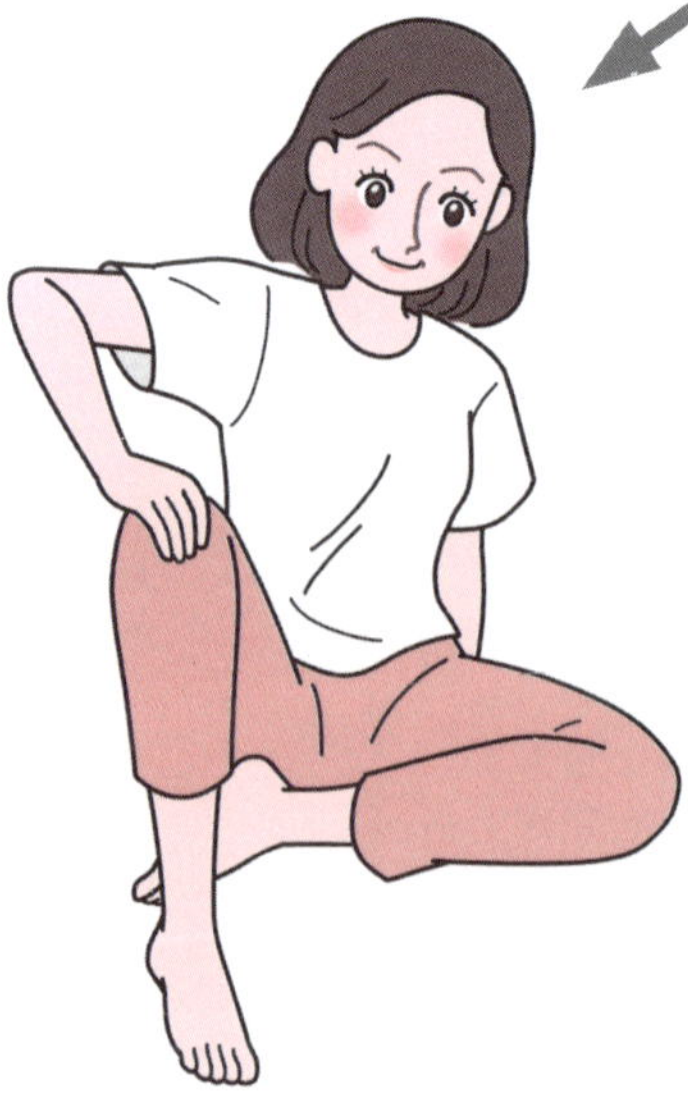

2

左手を後ろ向きに、おしりの後ろに置きます。右足を垂直に立て、ひざを押しながらおしりを上げましょう。

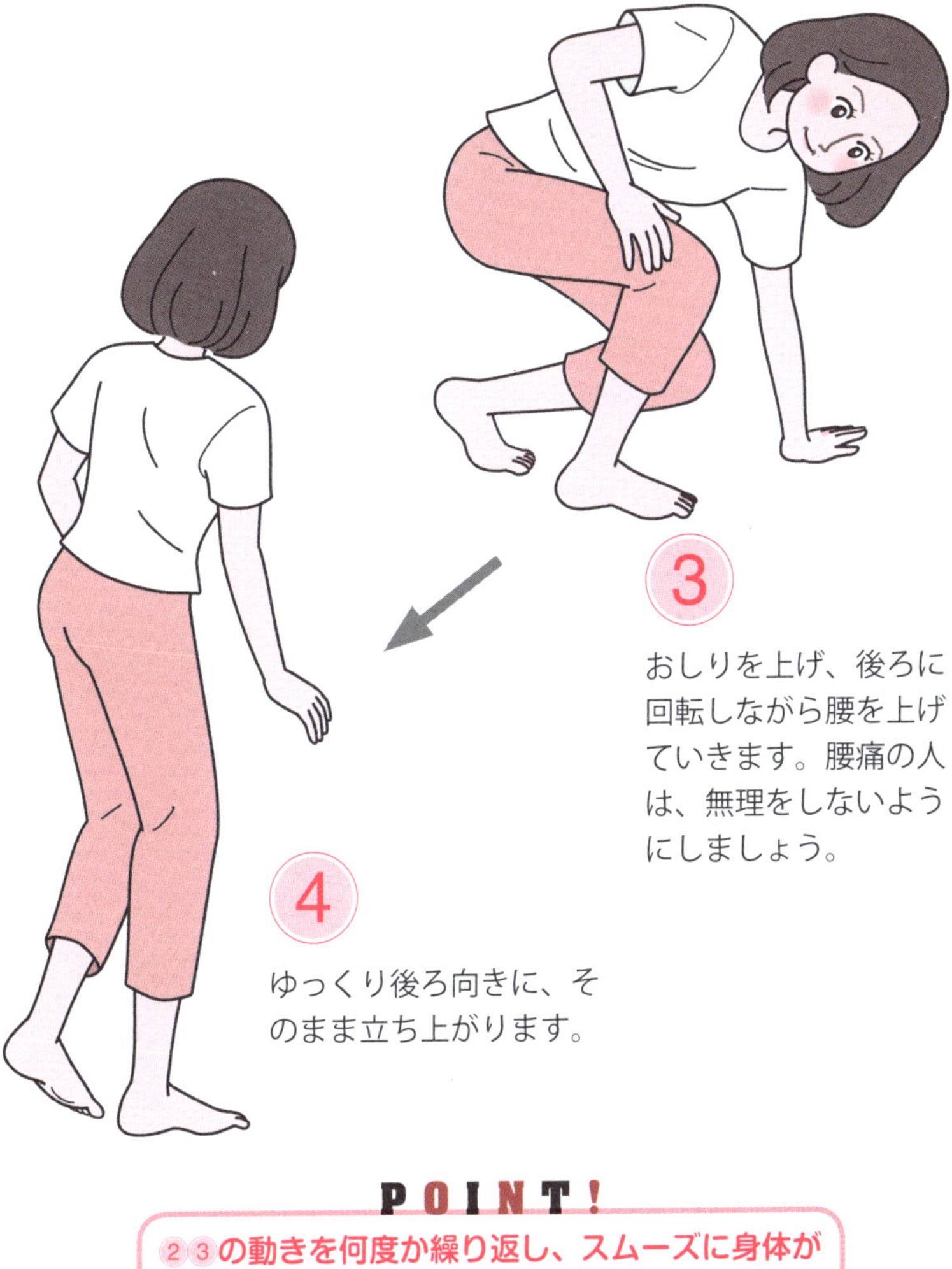

3

おしりを上げ、後ろに回転しながら腰を上げていきます。腰痛の人は、無理をしないようにしましょう。

4

ゆっくり後ろ向きに、そのまま立ち上がります。

POINT!

②③の動きを何度か繰り返し、スムーズに身体が回転してきたら、左右逆に回転して座ることにも挑戦してみましょう。

※1セットで5回が目安です。

背骨ほぐしひじまる体操

座って何時間も、手指だけで仕事をしていると、
肩こり、首の痛み、背中のはりに悩まされます。
背中・背骨を動かすことで、すっきり解消しましょう。

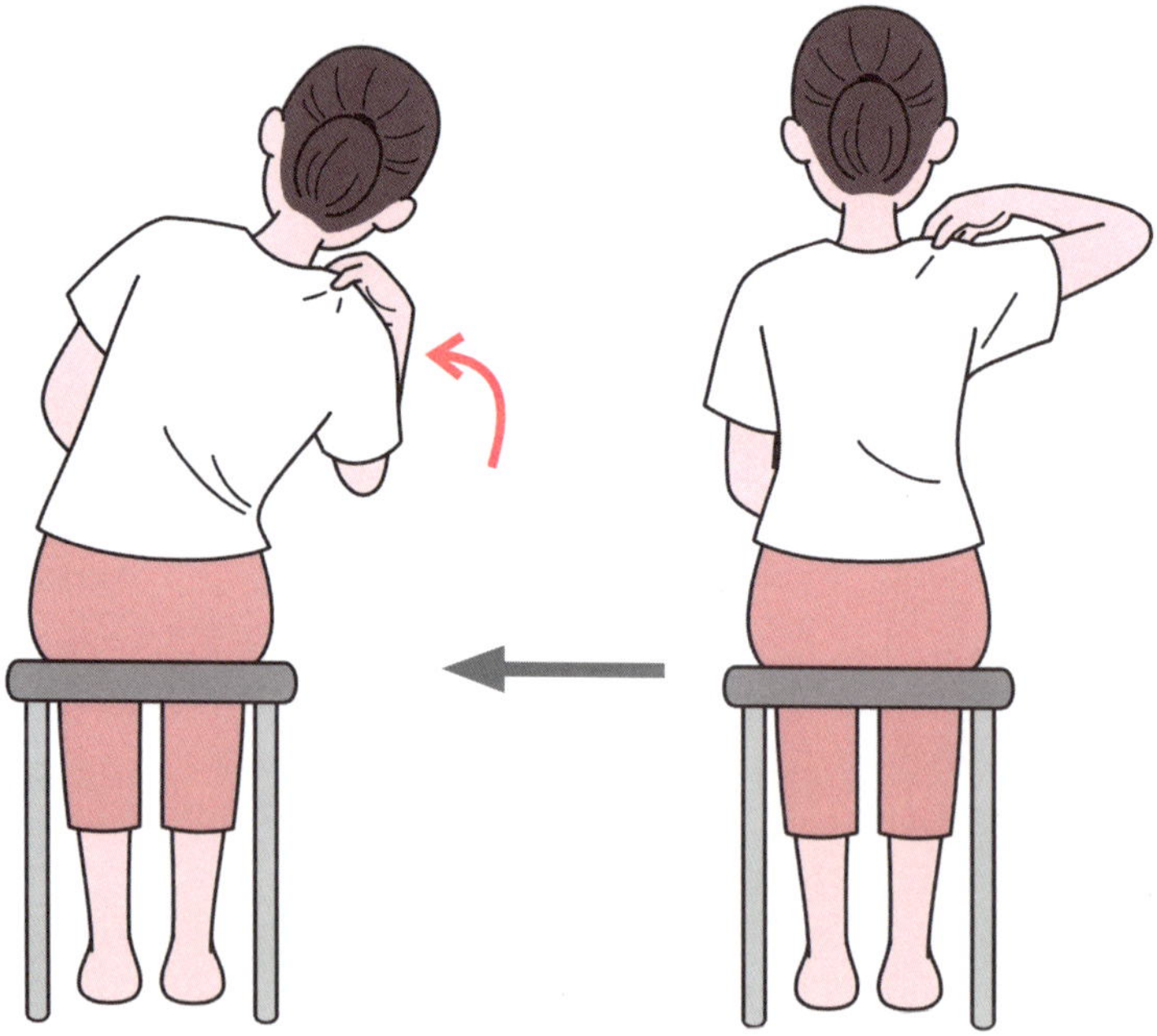

1

椅子に座り、片手で服の襟と肩の間をつかみます。

2

身体をひねりながら、できるだけひじを前に突き出します。

3

背骨が動くように大きく腕を回します。ひじが大きく、まるを描くように背骨を回します。

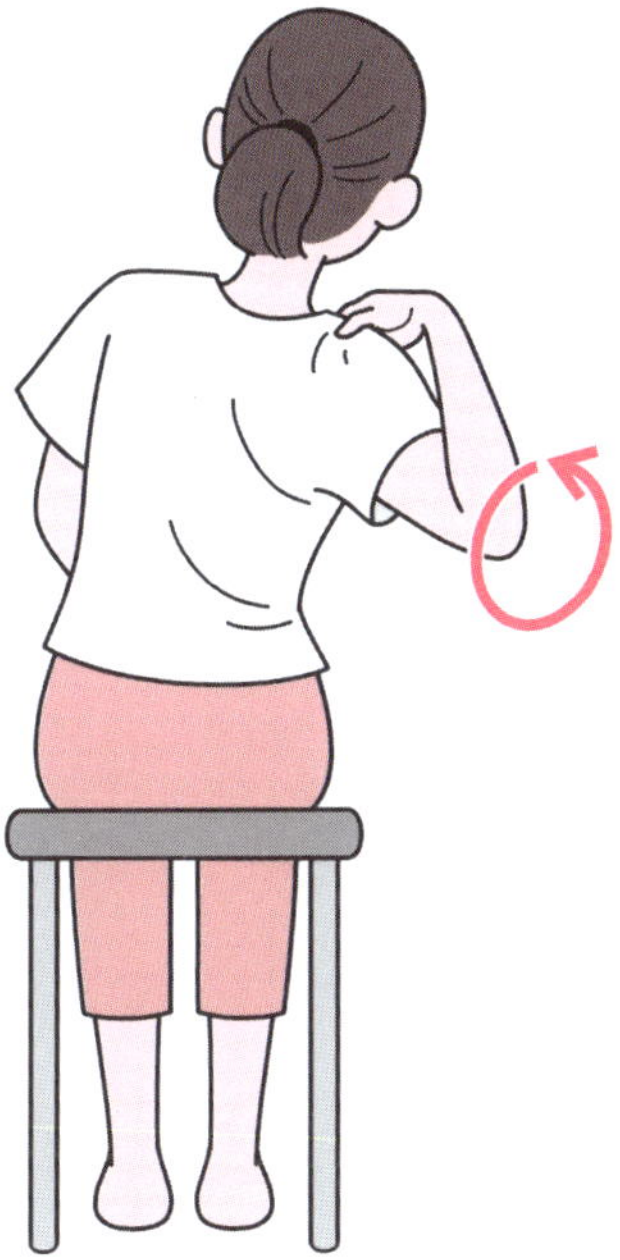

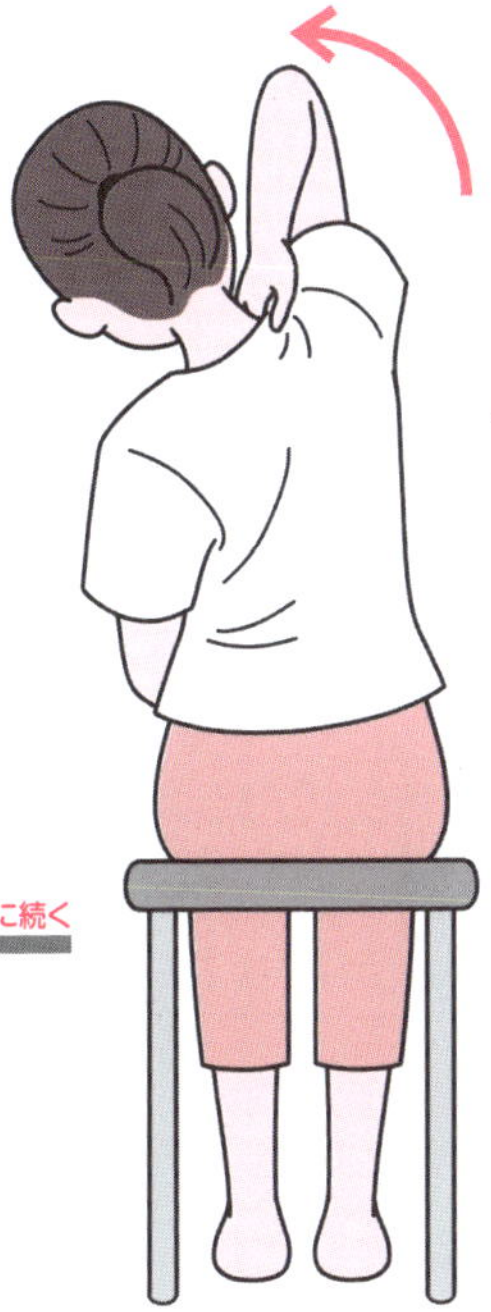

次ページに続く

4

前回し・後ろ回しを、交互に行います。

※片腕ずつ前回し4回、後ろ回し4回を、左右1セットで4回が目安です。

背中や胸に手を置いて、背骨が動いているか確認しましょう

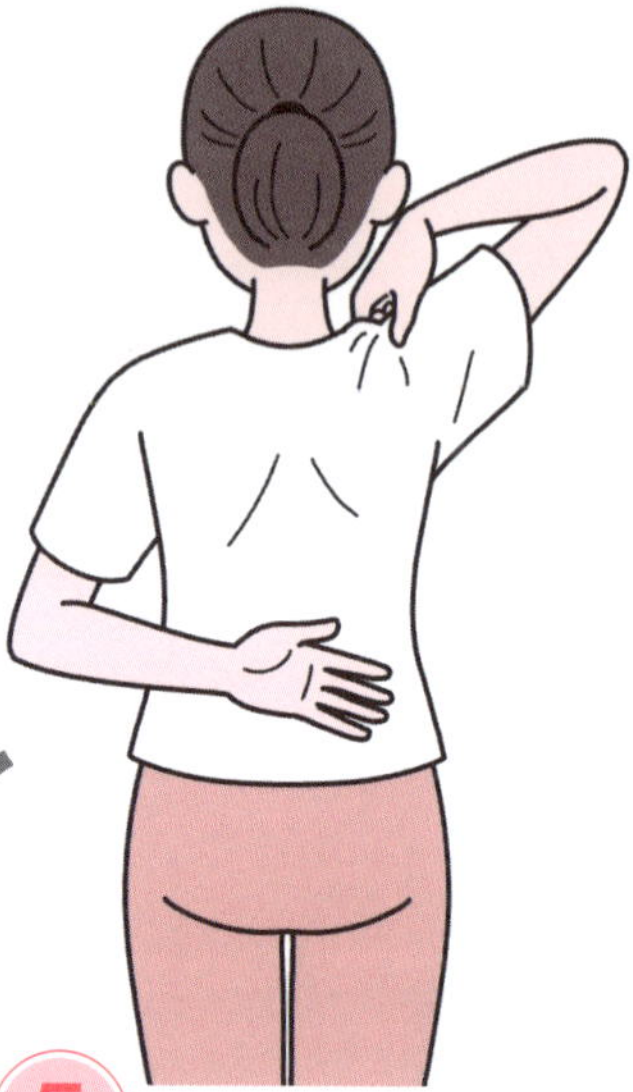

5

前ページの体操を、立って同じように行います。立って行うときは、ひざを緩めて、全身を使いましょう。片手で「背骨ほぐしひじまる体操」をしながら、もう一方の手の甲を背骨にあて、背骨が動いていることを確認します。

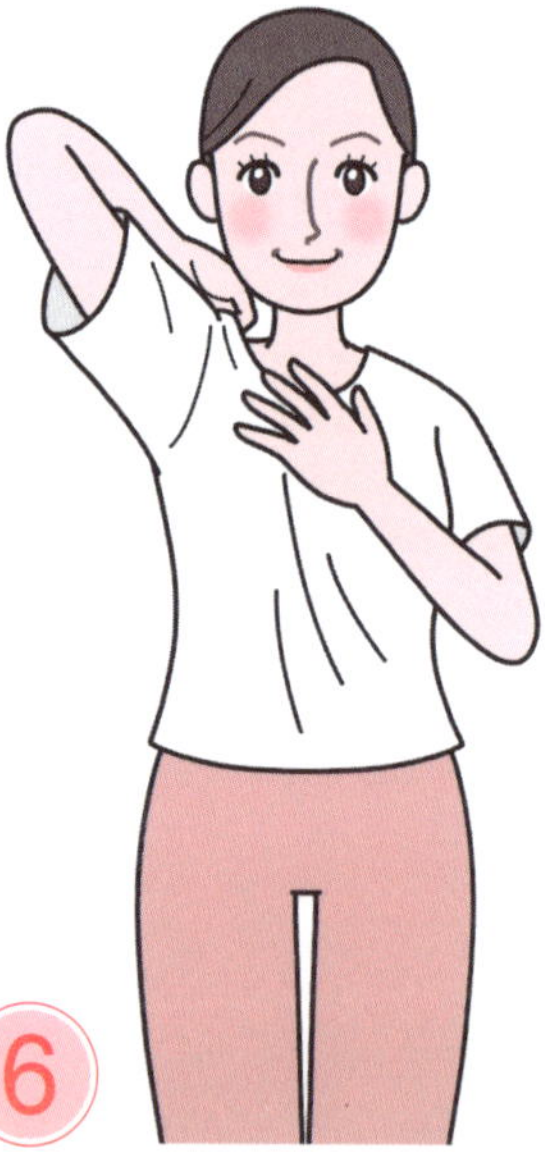

6

片手で「背骨ほぐしひじまる体操」をしながら、もう一方の手は鎖骨と肋骨の間にあて、それぞれの骨が動いているのを確認します。

※立って行うときも、片腕ずつ前回し4回、後ろ回し4回を、左右1セットで4回が目安です。

●腕が上がらないときは…

腕が思うように上がらないときは、胸の位置の服を、手でつかみながら行いましょう。

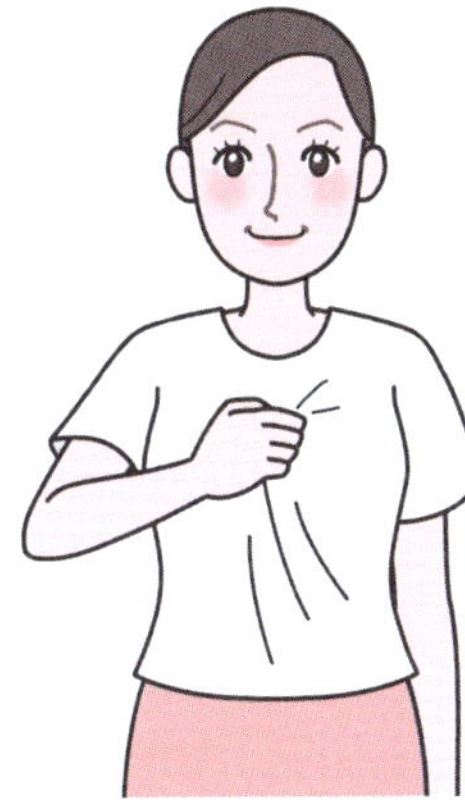

●パートナーと一緒に…

※74ページの「ひじまる体操水泳」ができるようになったらチャレンジしましょう。

パートナーが後ろから両ひじを軽く持ち、少しオーバーなくらいにぐるぐる回します。人によって動かし方が異なるので、違う動きが伝わります。そのことに気づくことが大切です。

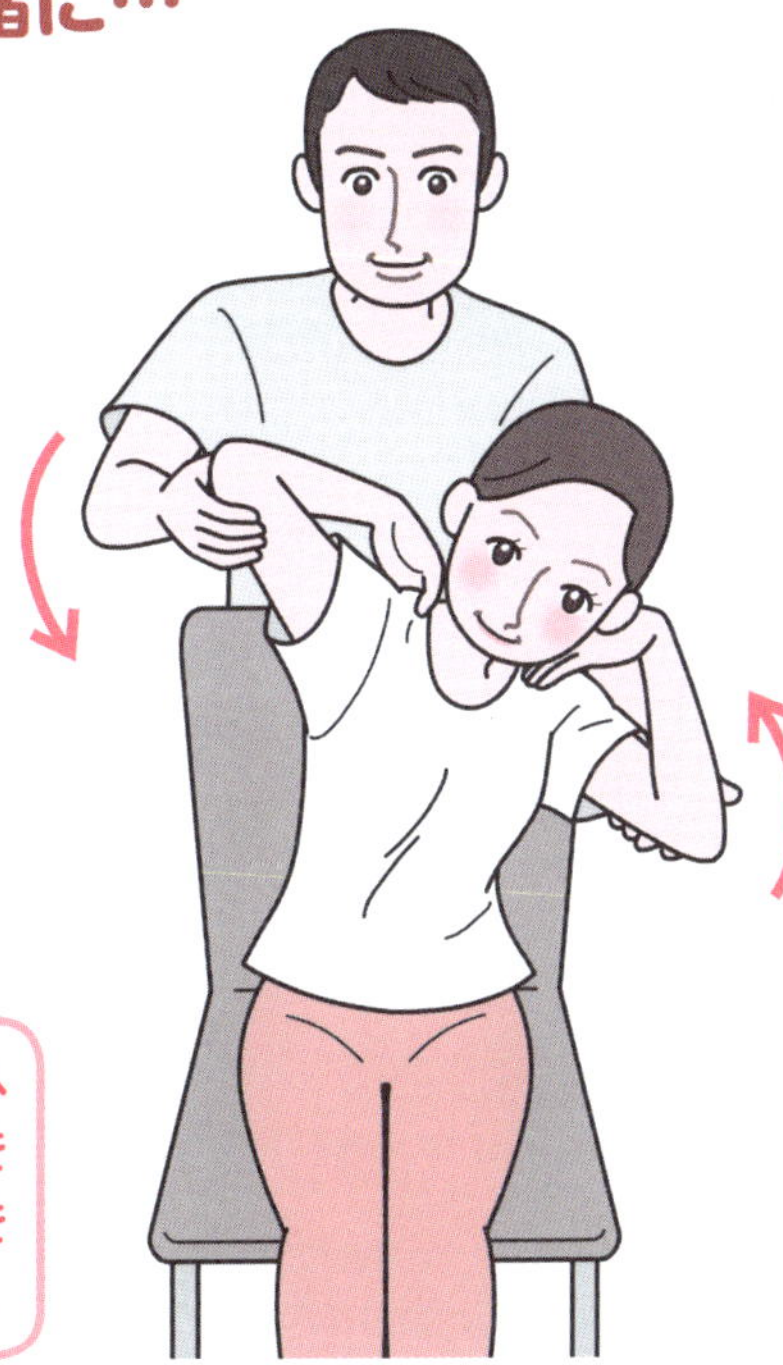

POINT！

肩甲骨の上、中央、内側のへりを動かすようにして、円を徐々に大きくします。背骨を動かすことがポイントです。

ひじまる体操水泳（4種目）

「背骨ほぐしひじまる体操（70ページ参照）」の応用編で、腰痛の予防や改善に効果的！　背骨ほぐしひじまる体操が上手にできるようになったら、やってみましょう。

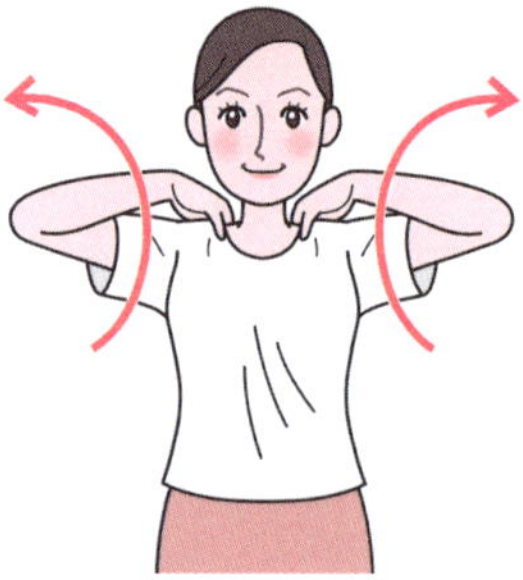

1　平泳ぎで泳いでいるイメージで、両腕を同時に後ろに回します。

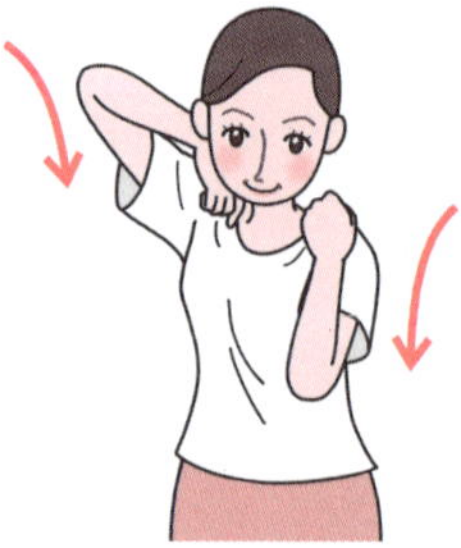

2　クロールで泳いでいるイメージで、左右の腕を交互に前に回します。

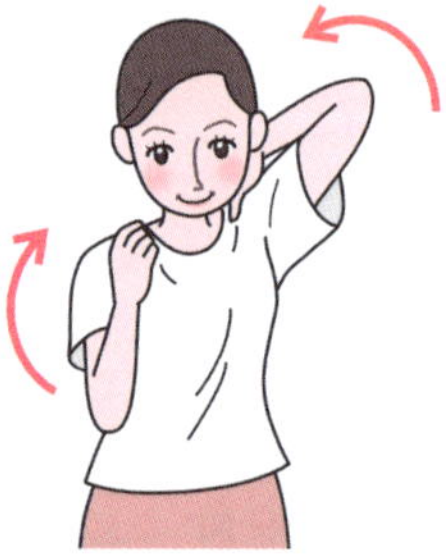

3　背泳ぎで泳いでいるイメージで、左右の腕を交互に後ろに回します。

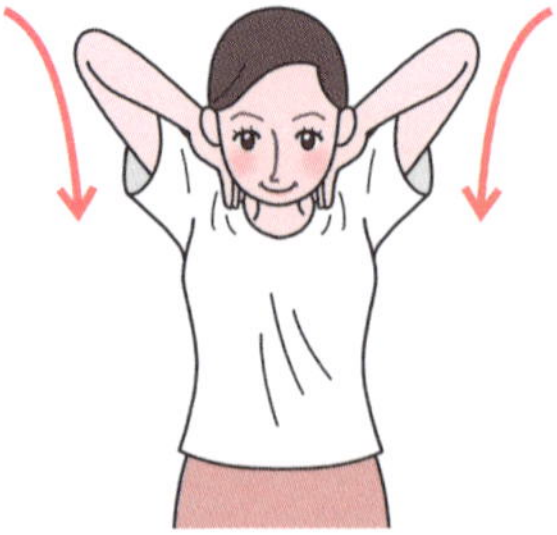

4　バタフライで泳いでいるイメージで、両腕を同時に前に回します。

※種目ごとに、5回ずつが目安です。

●クロール&背泳ぎ

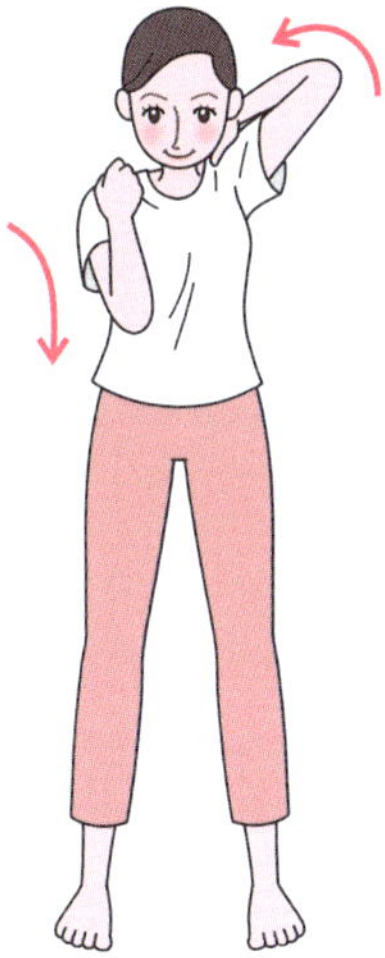

4泳法以外でも行えます。たとえば、右腕はクロール、左腕は背泳ぎで回してみましょう。左右逆のパターンにすれば、頭の体操にもつながります。

●ひじまる水泳ウォーキング

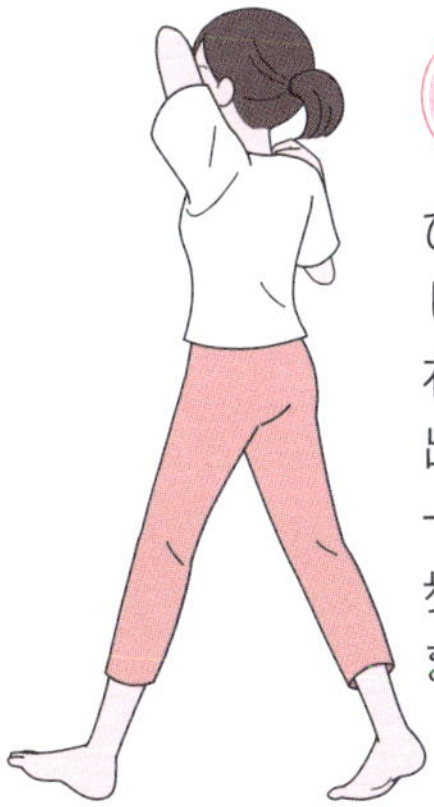

2

ひじまる体操水泳をしながら歩きます。右足と右腕を一緒に出す、左足と左腕を一緒に出す、という歩き方を交互に行います。

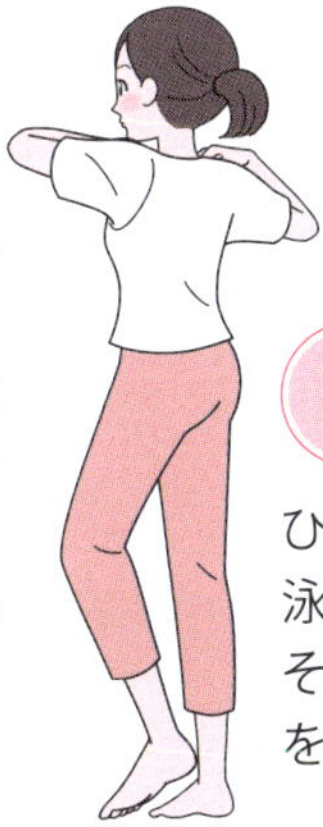

1

ひじまる体操水泳をしながら、その場で足踏みをします。

POINT!

ひざの曲げ伸ばしや背骨のうねり、後ろ歩きなども加え、楽しみながら行いましょう。「背骨ほぐしひじまる体操」と同じように、上手に背骨を動かすことが目的です。

※ひじまる体操に慣れてきたら、疲れない程度に行いましょう。

壁体操コーナースクワット

**スクワットはコアマッスルを鍛え、
足腰を強くする運動です。壁のコーナーを使って行うと、
正しいフォームを身につけられます。**

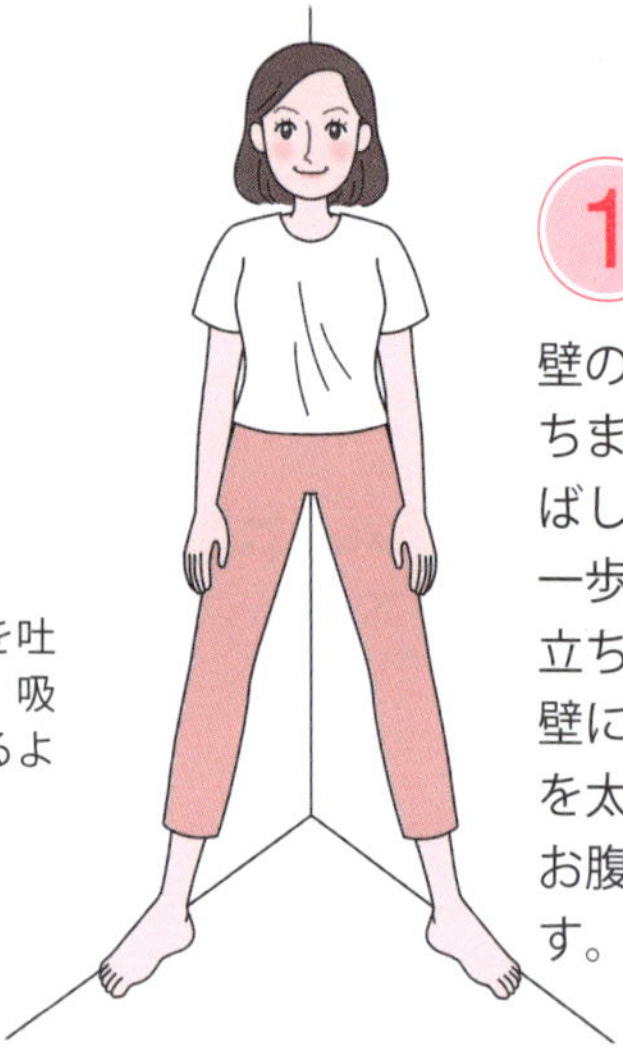

ゆっくりと息を吐いてしゃがみ、吸って立ち上がるようにします。

1

壁のコーナーに立ちます。背筋を伸ばし、足は角から一歩半ほど進めて立ち、ひざと足は壁につけます。手を太ももに置き、お腹に力を入れます。

壁を使うというアイデア

これまで正しいアライメントのスクワットを教えるのも、教わるのも難しいことでした。そこで「壁のコーナーを使ったスクワット」というアイデアが生まれました。

つま先とひざが同じ方向、つま先よりひざを前に出さない、体幹は反らさず丸めずひとつのコア（体幹）を意識して前傾して肩にのせたバーベルが、足の中央を通るようにしましょう。

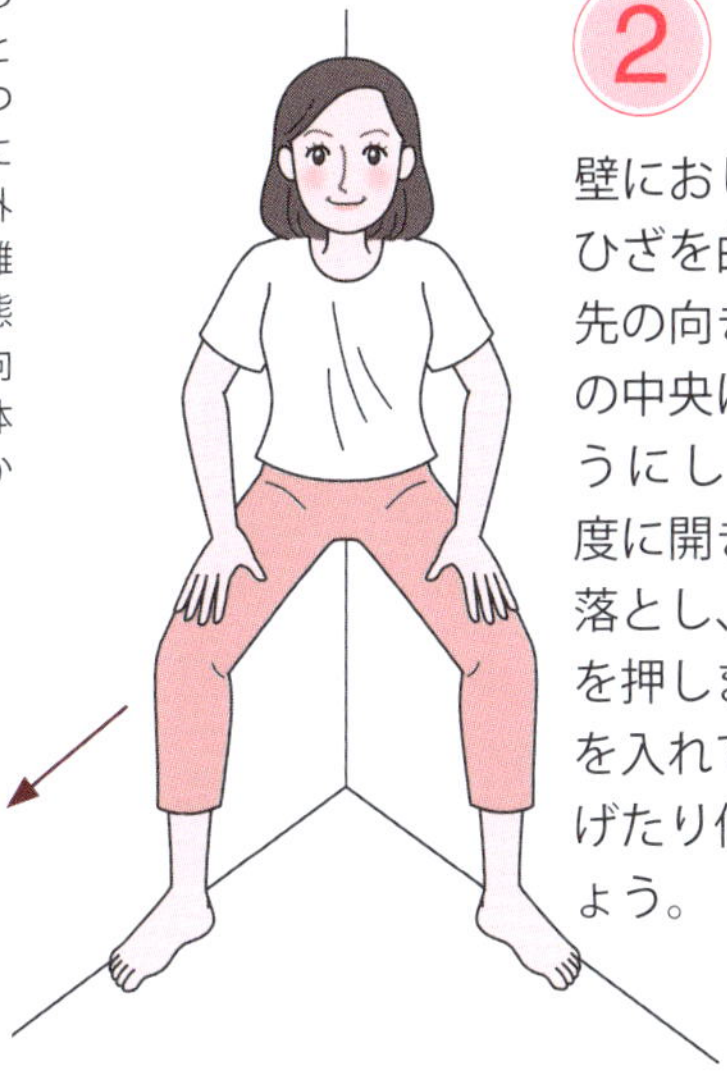

2

壁におしりをつけたままひざを曲げ、ひざとつま先の向きを揃えます。足の中央に身体をのせるようにして、股関節を90度に開きましょう。腰を落とし、足の指の腹で床を押します。おしりに力を入れて締め、ひざを曲げたり伸ばしたりしましょう。

足の人差し指とかかとの中心を結んだ線が、壁と並行になるように気をつけましょう。小指は壁につけたまま、かかとの外側だけ1cmほど壁から離すイメージで。この状態で、ひざと足を同じ方向に曲げて伸ばします。体重は足の裏の中心にかかるようにします。

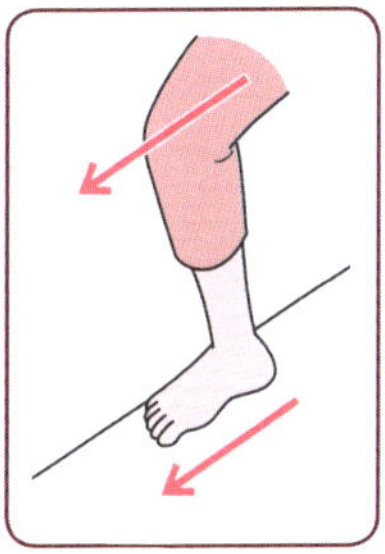

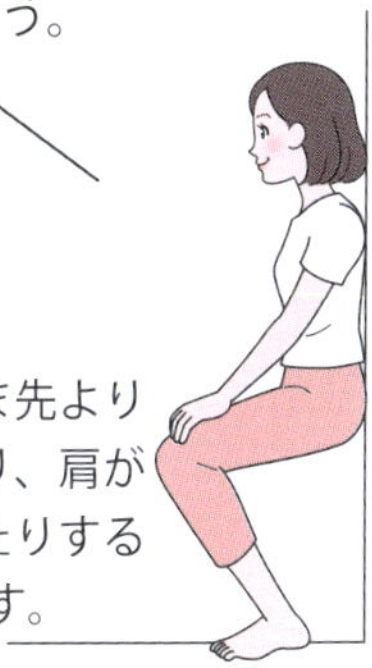

NG

ひざがつま先より前に出たり、肩が壁についたりするのはNGです。

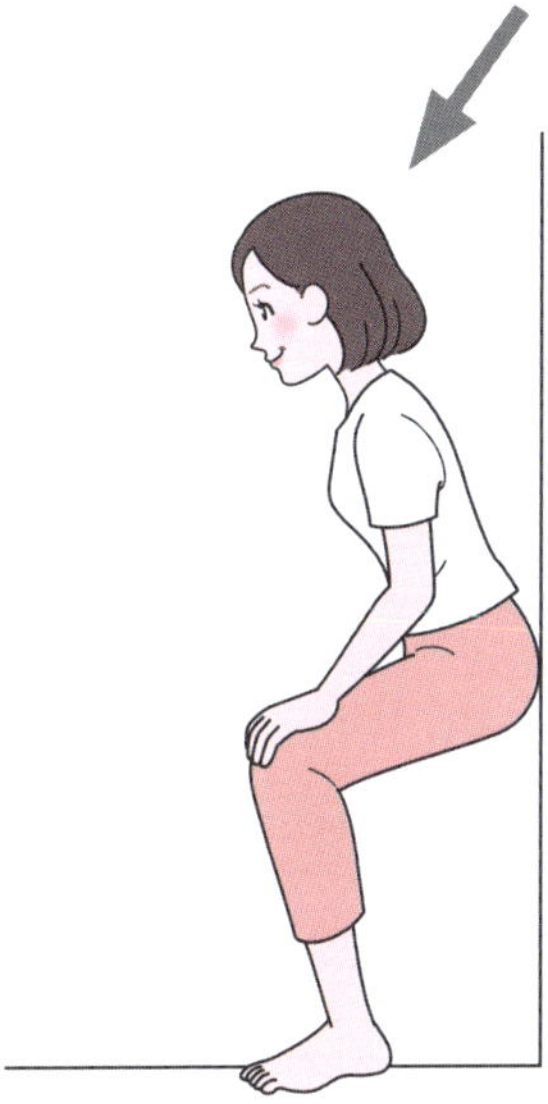

3

肩が足全体の上に来るのが正しい位置です。ひざがつま先を越えないようにしながら、太ももとふくらはぎの角度が90度になるまで曲げます。

※1度に5回、3食・トイレのあと、寝る前を目安にします。

●壁のコーナーがない場合は…

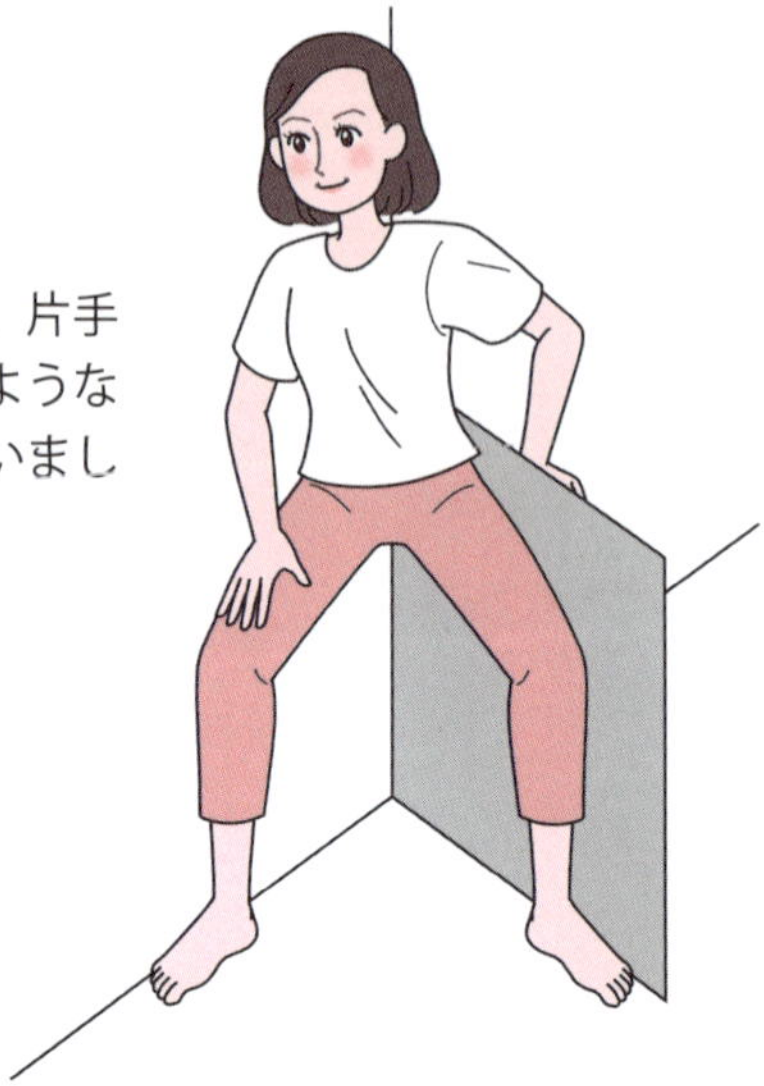

壁の一面を使い、片手でしきりになるようなものを持って行いましょう。

●股関節が90度開かない人は…

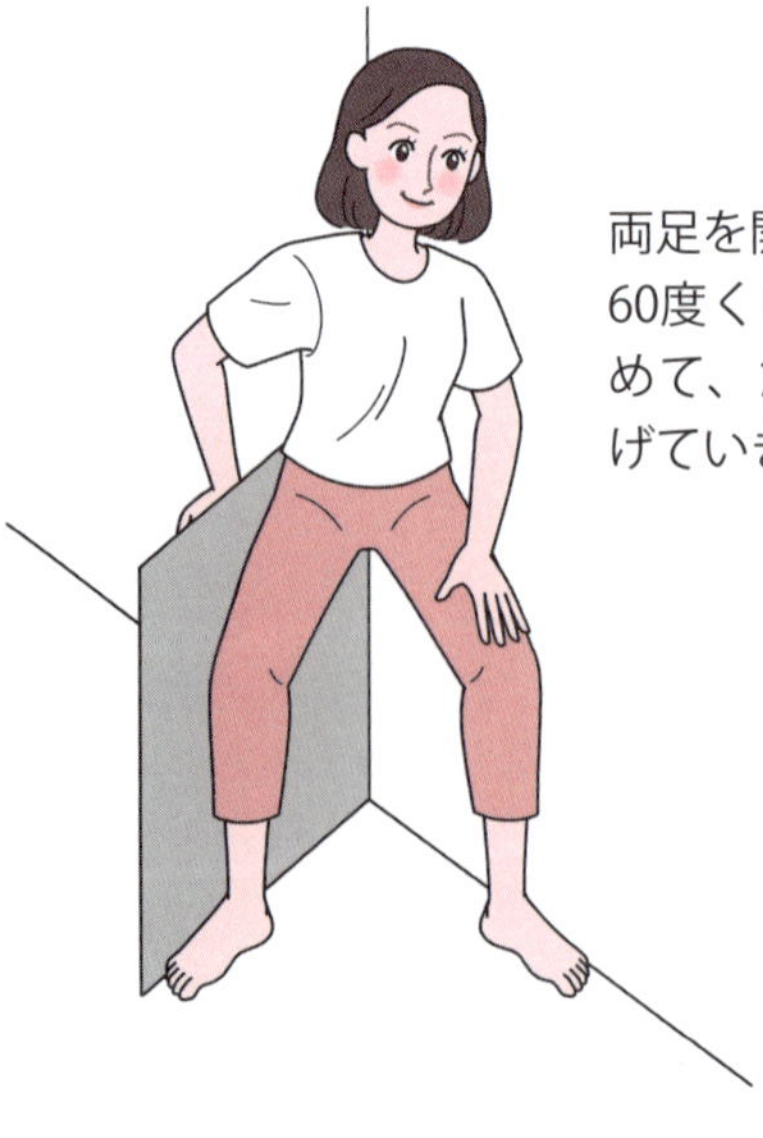

両足を開く範囲が、60度くらいから始めて、だんだん広げていきましょう。

●股関節やひざに痛みがある人は…

足を少し前に出したり、曲げる角度を浅くしたりして、痛くない範囲で行います。

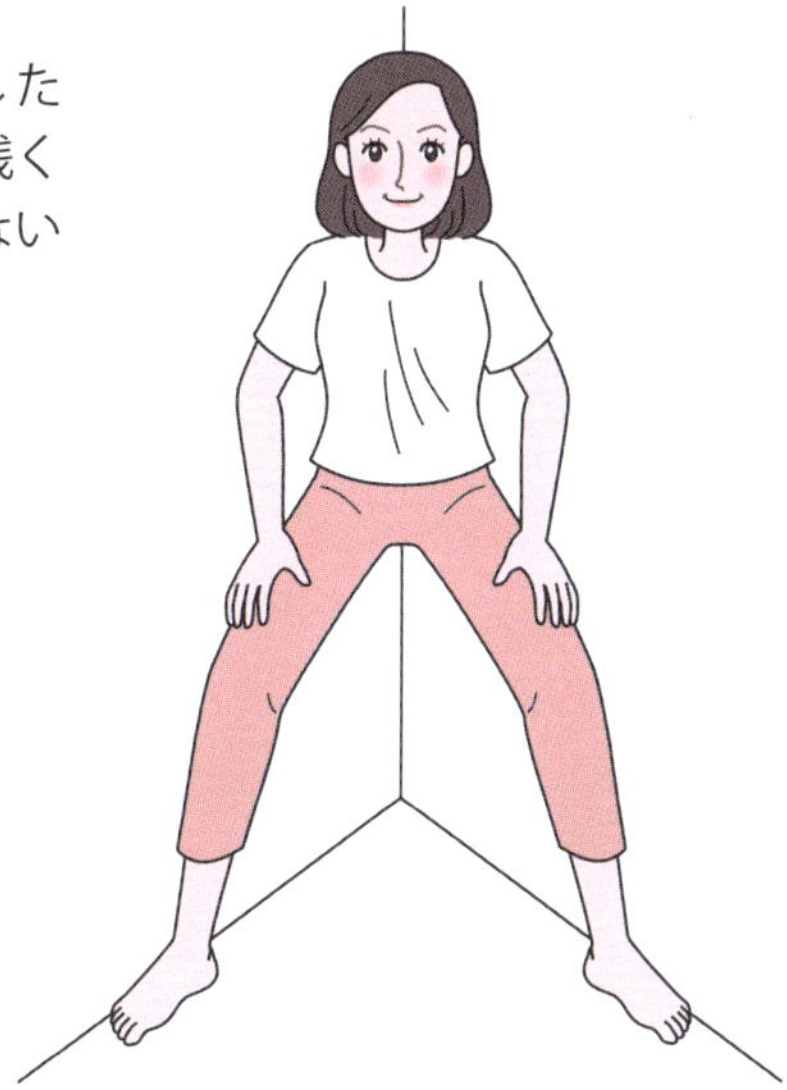

POINT!

おしりと、ひざが壁から離れないようにするのがポイント。痛みを感じない範囲でひざを曲げましょう。

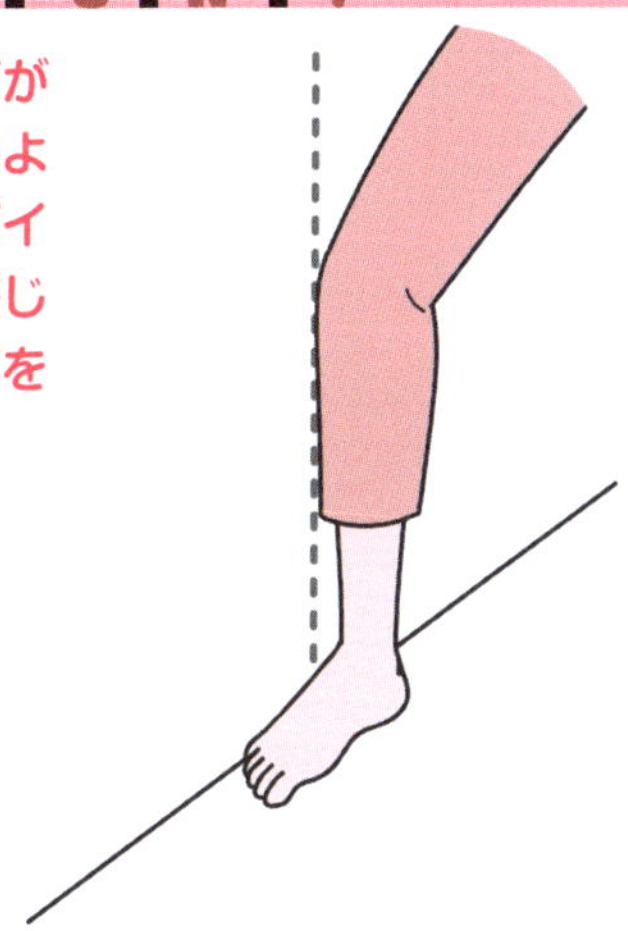

次ページに続く

●重りで負荷をかけ、効果アップ！

1

両足の土踏まずを結んだ線上の中心に、ペットボトルや一升瓶などの重りを置き、両手で持ち上げます。

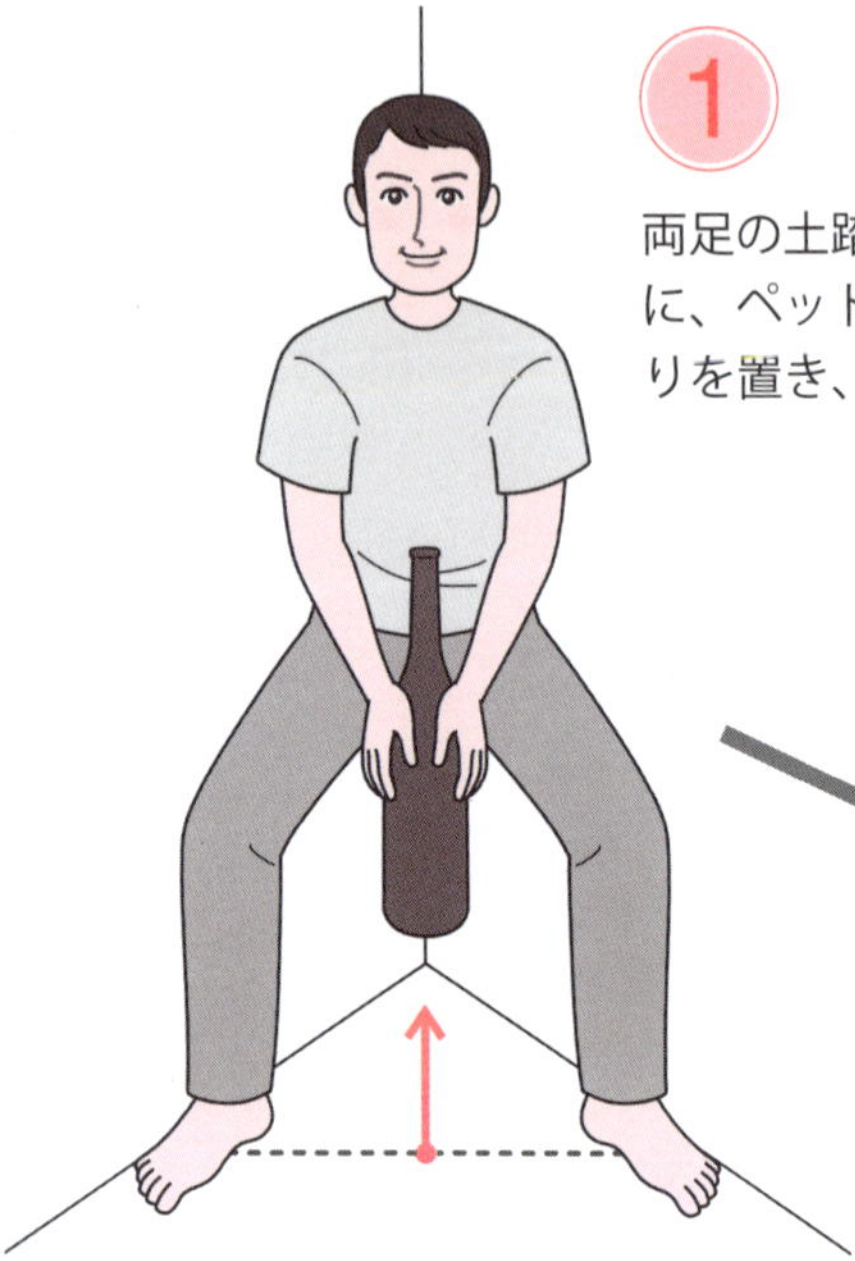

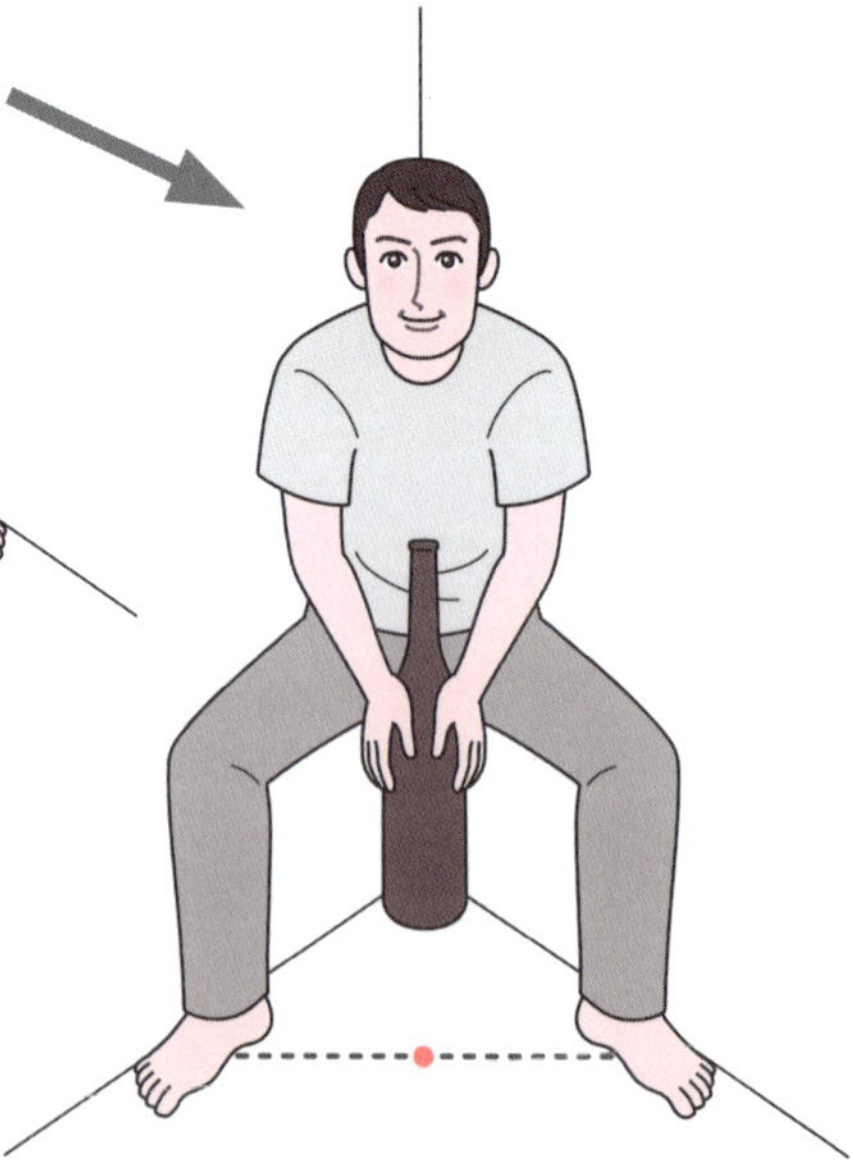

2

重りを持ちながら腰を下ろし、スクワットをします。持ち上げる手は、土踏まずの位置を結んだ線の中央をキープします。

POINT！

壁体操コーナースクワットが楽々とできるようになったら、このように負荷を加えてみましょう。さらに効果がアップします。

●壁の平面を使った安全スクワット

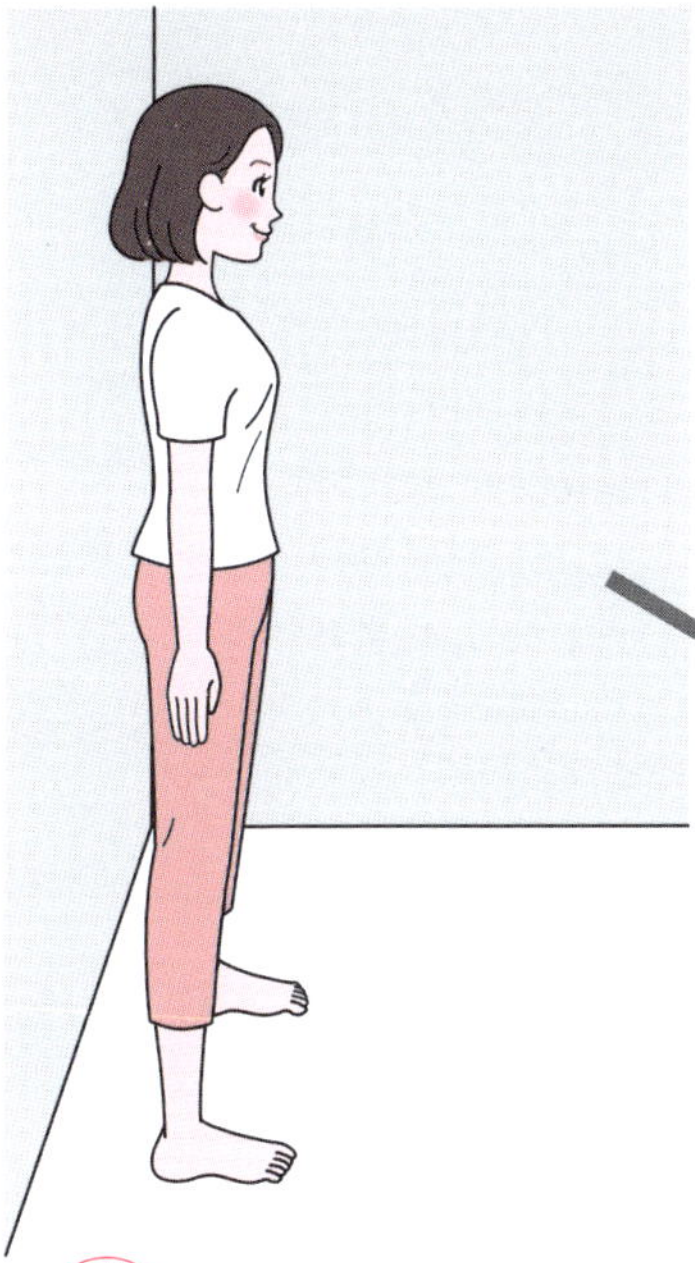

1

平面の壁の少し前に立ち、
両足を肩幅くらいに広げて
左右並行にします。

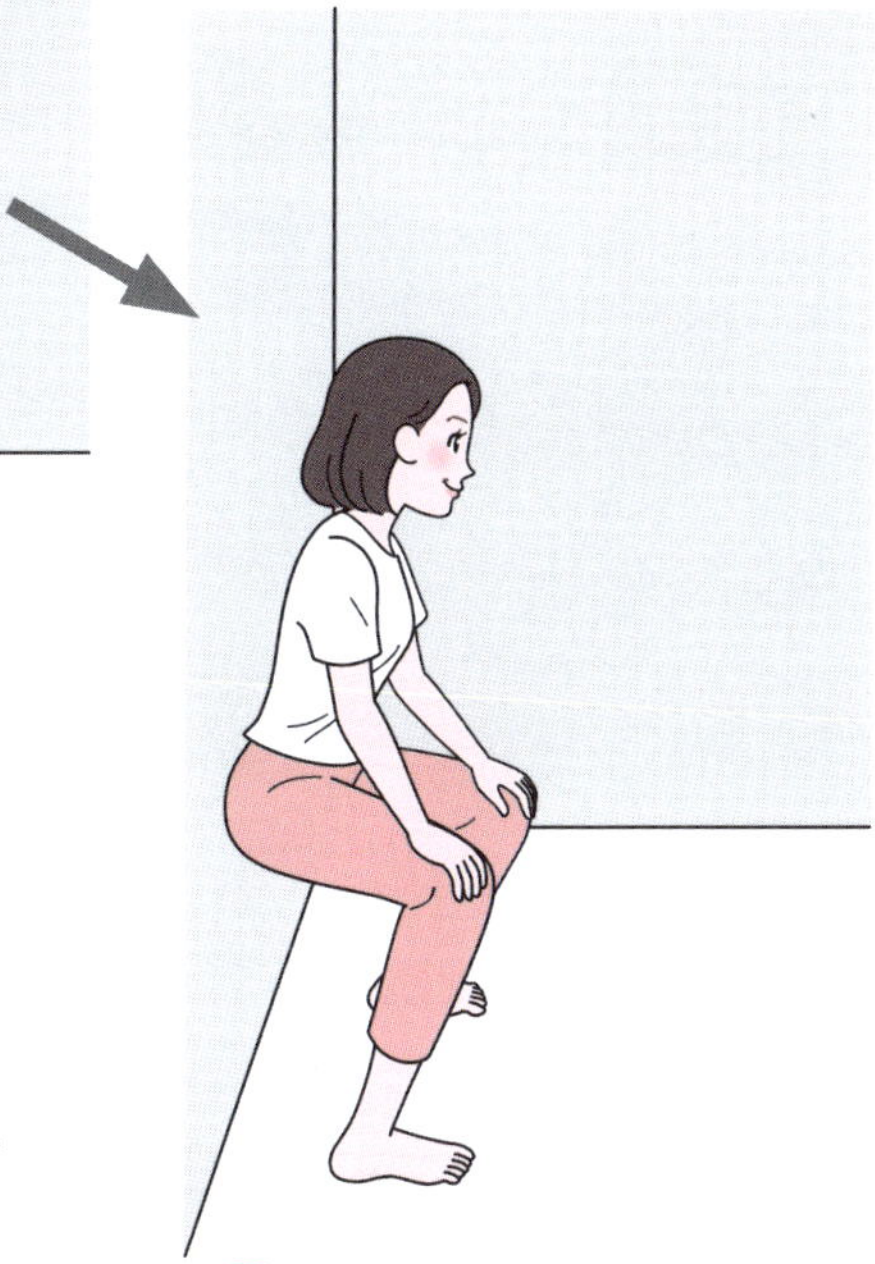

2

おしりを壁につけて腰を落
とし、スクワットをします。
だんだんと肩を前に身体全
体を倒していきましょう。

POINT!

支えがないと後ろに倒れそうな人は、まずこの方法で慣れていきましょう。

●スクワットをして、足首をつかむ

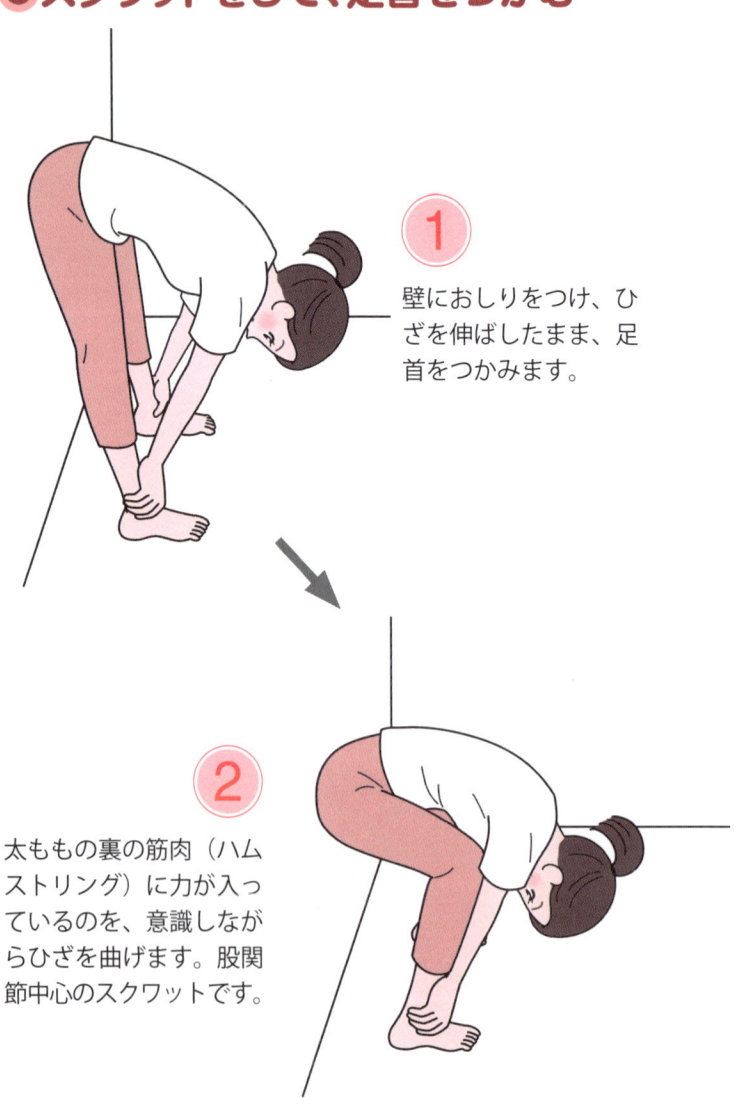

1

壁におしりをつけ、ひざを伸ばしたまま、足首をつかみます。

2

太ももの裏の筋肉（ハムストリング）に力が入っているのを、意識しながらひざを曲げます。股関節中心のスクワットです。

※5回が目安です。

●椅子を使って片足スクワット

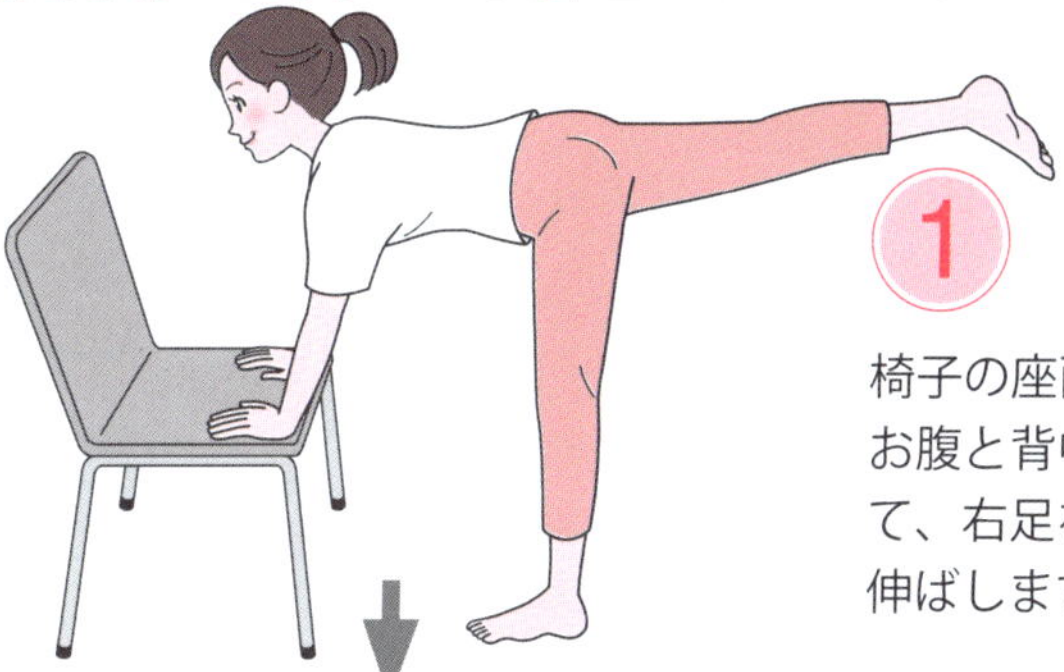

1

椅子の座面に両手をつき、お腹と背中をまっすぐにして、右足を後ろにまっすぐ伸ばします。

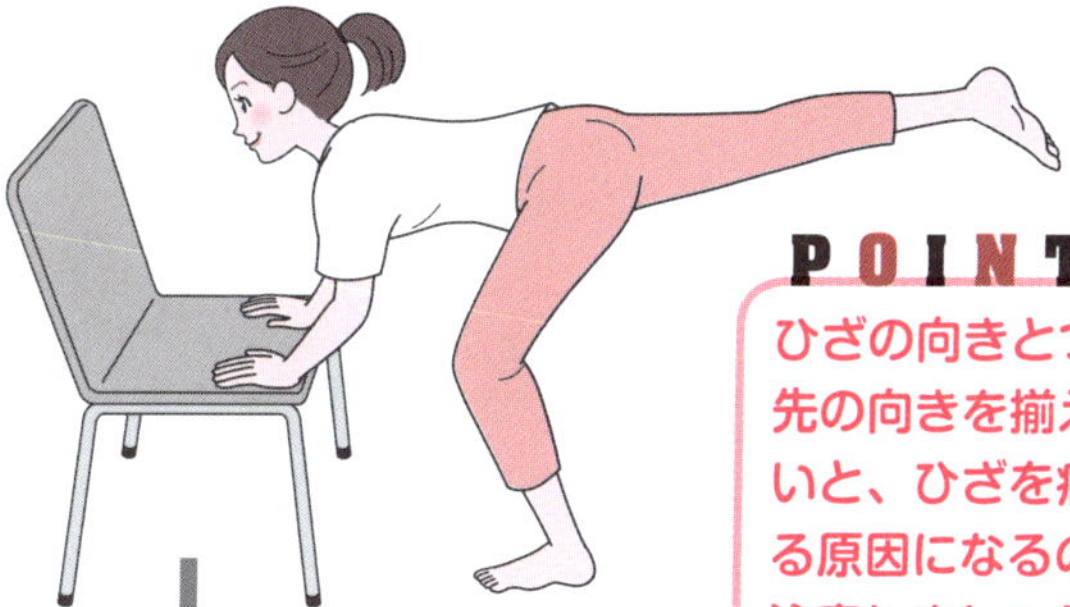

2

支えている左足のひざを軽く曲げます。

POINT!

ひざの向きとつま先の向きを揃えないと、ひざを痛める原因になるので注意しましょう。

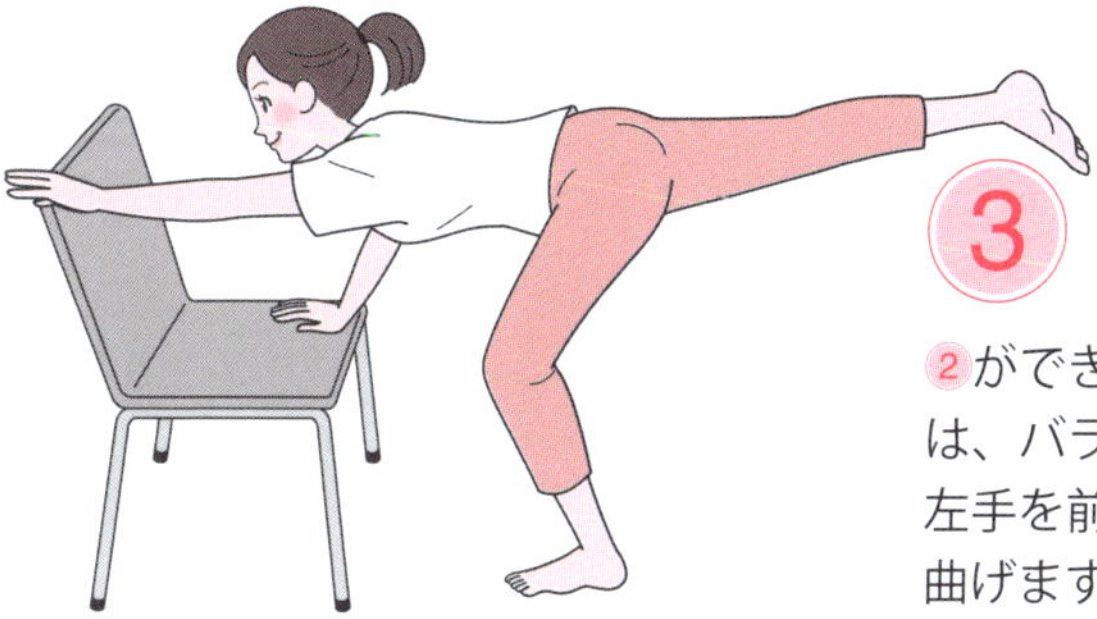

3

②ができるようになった人は、バランスを取りながら左手を前に伸ばし、ひざを曲げます。

※①～③それぞれに、ゆっくり上げ、5秒止めます。左右を交互に1セット、5回が目安です。

●椅子に座ってスクワット

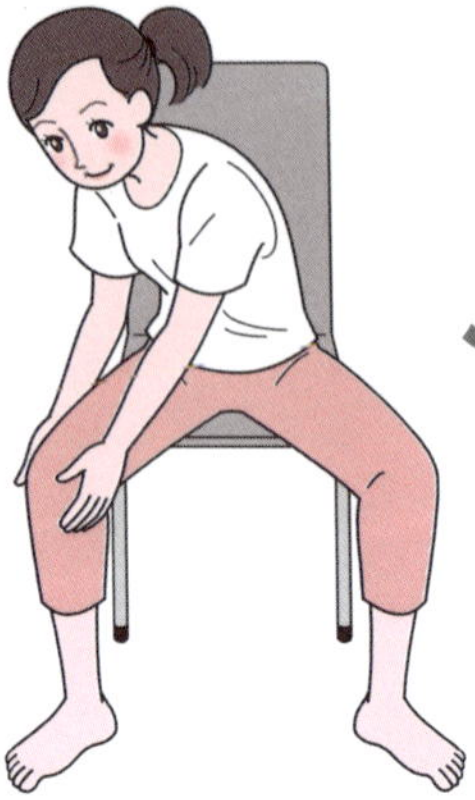

1

椅子に座り、足を軽く開き、太ももとひざが垂直になっていることを確認し、ひざの向きとつま先の向きが、揃っているかどうかを確認します。左右の足に沿って、両手をひざから足首まで下ろしていきます。

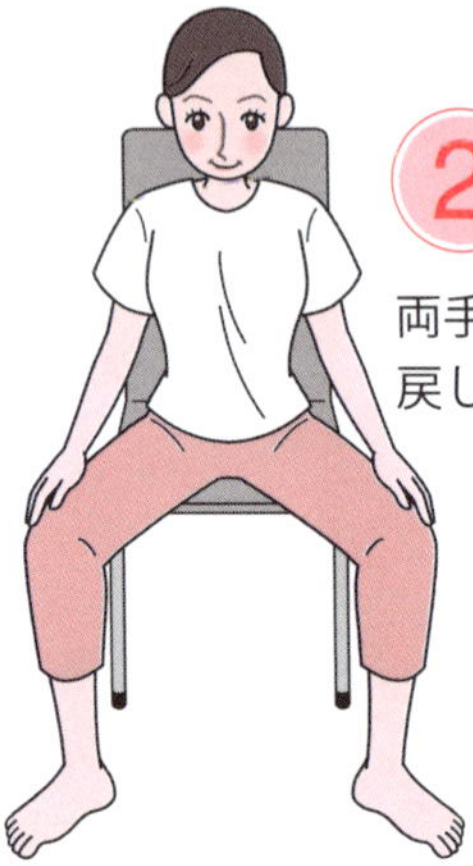

2

両手をひざに戻します。

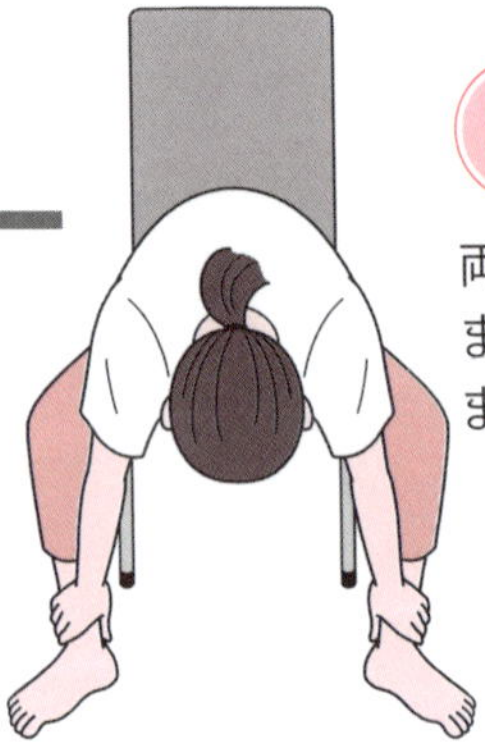

3

両手を足首まで下ろします。

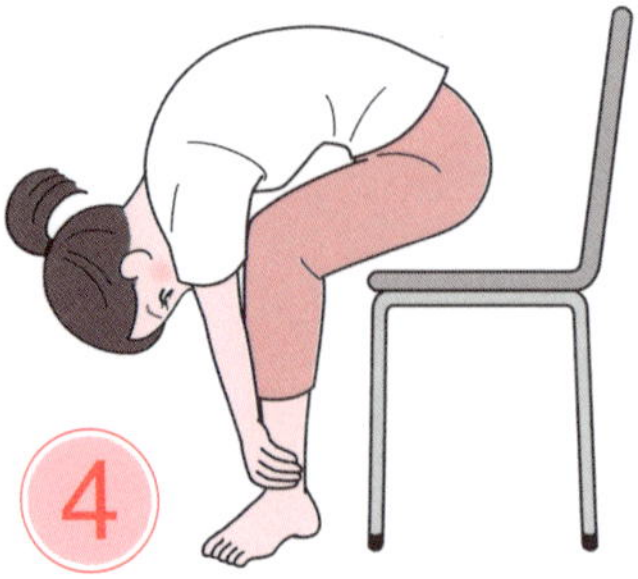

4

両手で足首をつかみ、おしりを少し上げます。

※ゆっくり5回が目安です。

●ヒールレイズ・スクワット

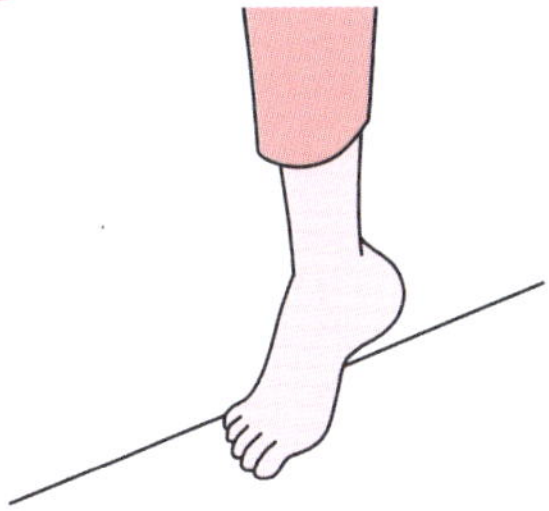

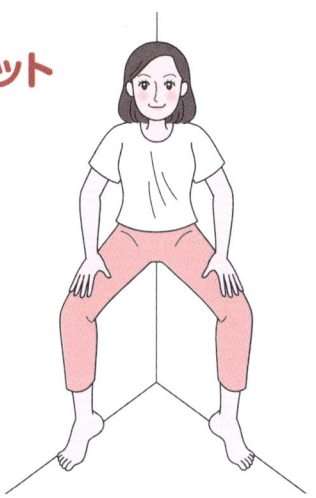

コーナーを背に立ち、両足を壁に沿って広げていきます。ひざと足は壁から離れないように注意しながら、かかとをゆっくり上げ下げします。

●トゥレイズ・スクワット

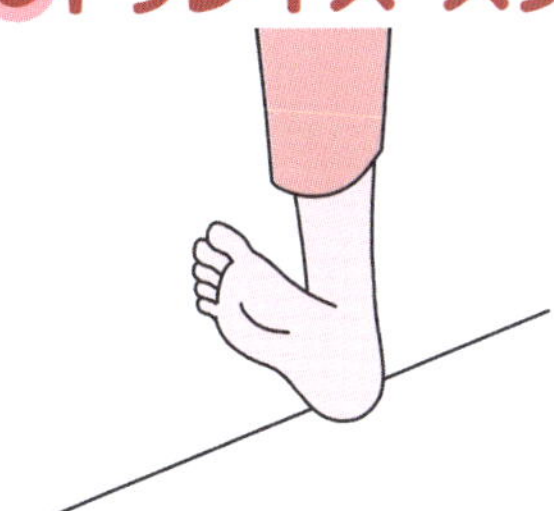

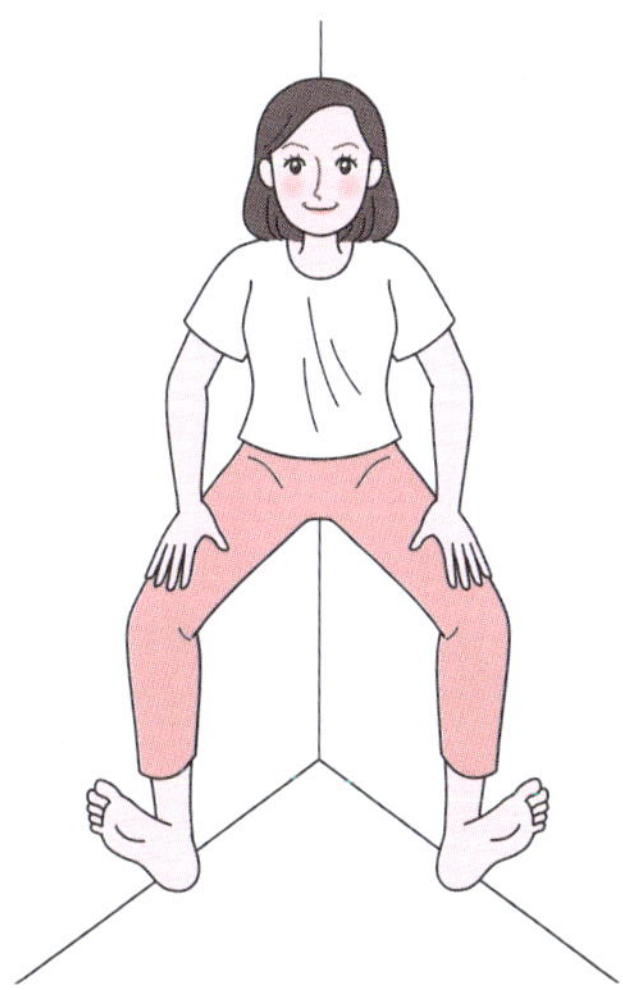

コーナーを背に立ち、背筋を伸ばしてやや前傾姿勢になり、つま先を上げてゆっくり腰を下ろします。太ももとふくらはぎの角度が90度になるまで腰を下ろしたら、ゆっくり元の位置に戻します。

POINT!

つま先を上げてスクワットすることで、特にすねの筋肉を鍛えることができます。

※ヒールレイズ・スクワットを5回、トゥレイズ・スクワットを5回が目安です。

●こんにゃく体操スクワット

身体全体の力を抜いて、かたくなった全身の筋肉をほぐします。特に、慢性的な肩こりに悩まされている人には効果的な体操です。

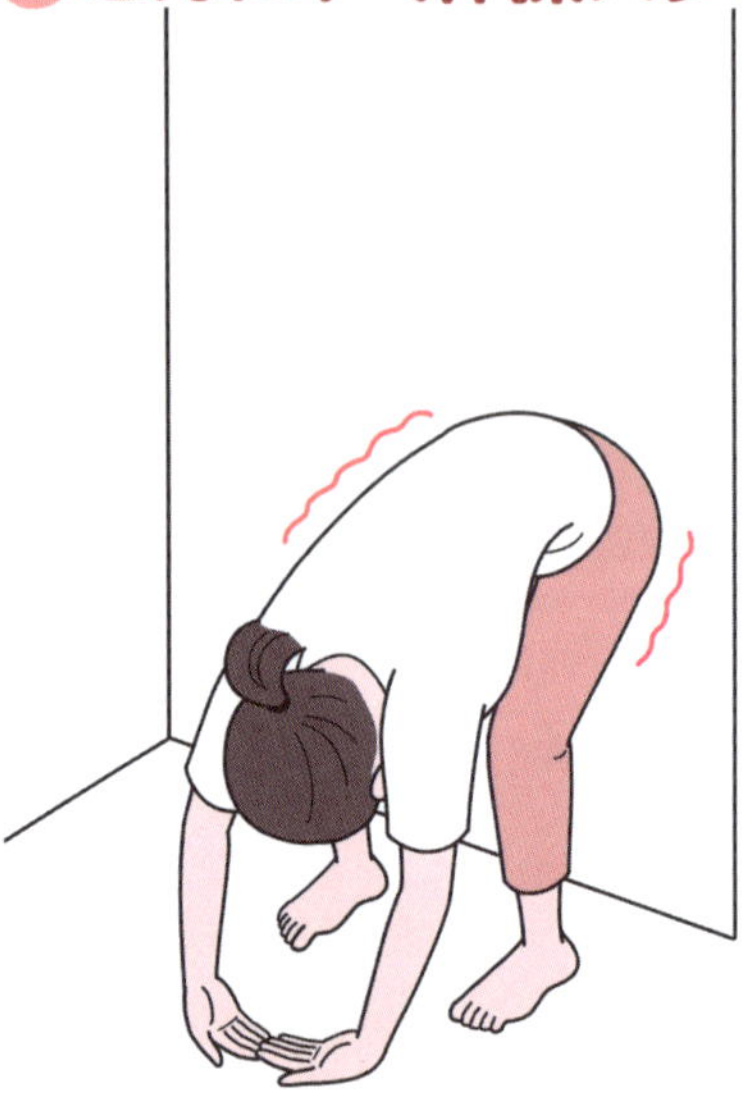

1

平面の壁におしりをつけて前屈し、手の甲を床につけます。ひざは曲げても構いません。

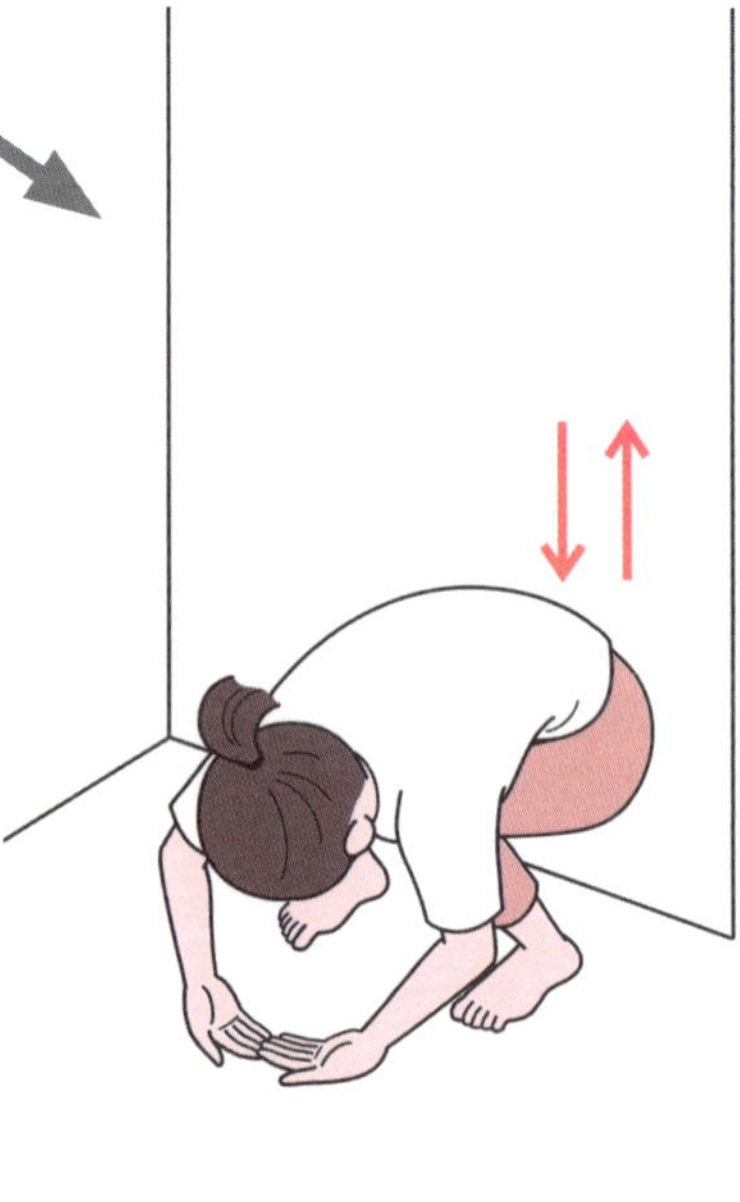

2

ひざをさらに深く曲げ、おしりを上げ下げするようにスクワットします。

POINT!

①のときは、上体がこんにゃくになったようなイメージでクニャクニャと脱力しましょう（野口三千三先生が考案した体操より）。

※5回が目安です。

●三点支持四股《しこ》

椅子にのせた手、床に置いた手、軸足の3点で身体を支えるので、安全に片足立ちができます。四股が上手に踏めると、美しく立ち・歩けるようになります。

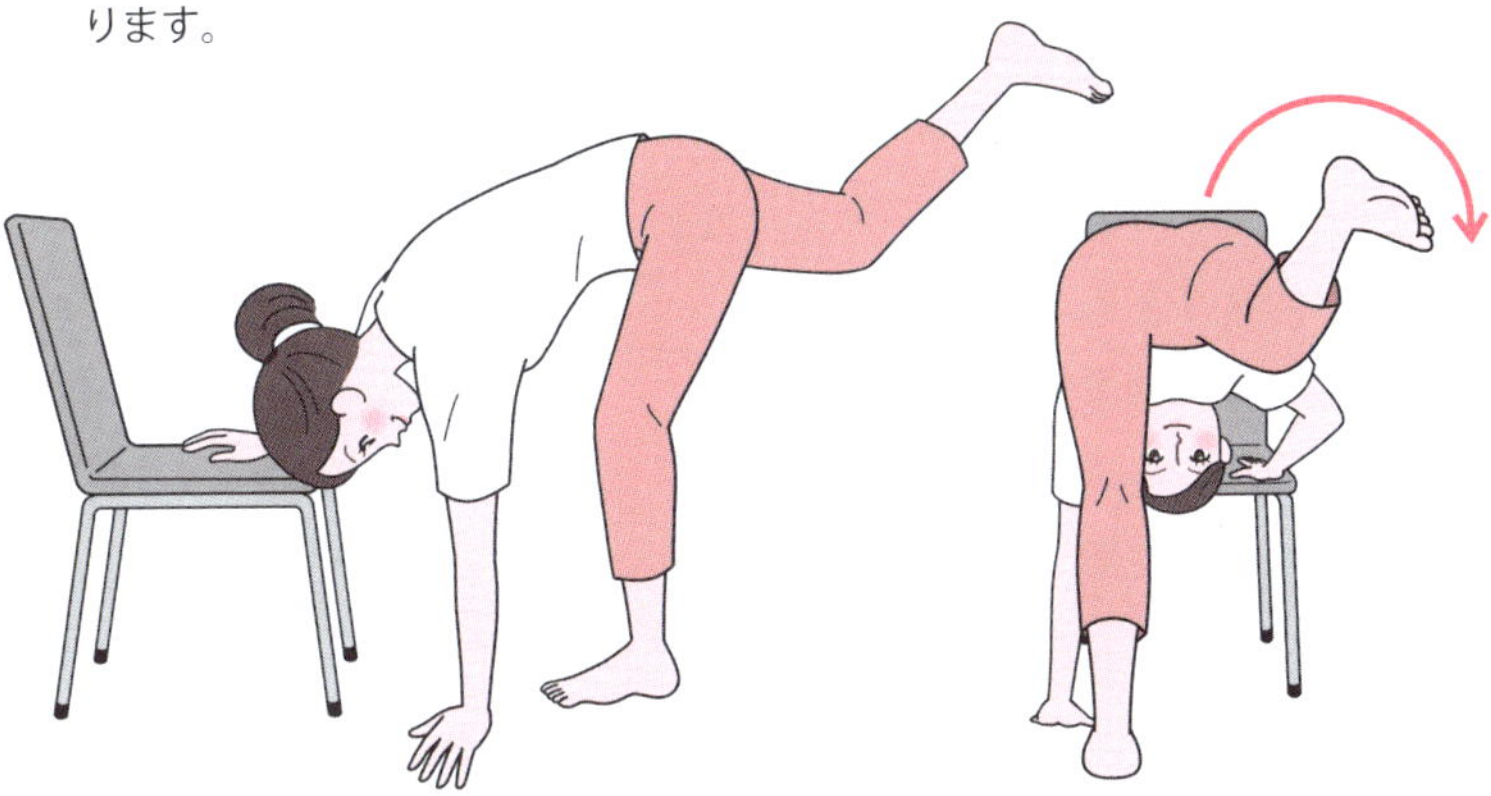

1 右手を椅子の座面に置き、左手は左足の前の床に置きます。左ひざは軽く曲げ、右足を真後ろに伸ばして回します。

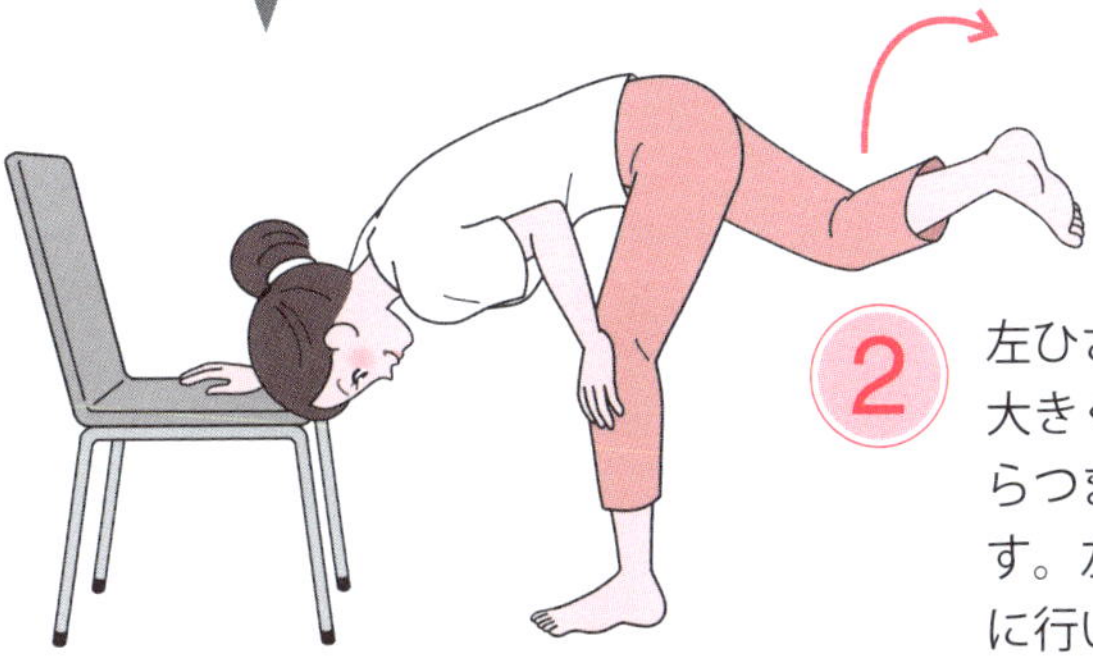

2 左ひざに手を置いて、大きく右足を回しながらつま先から着地します。左手・左足も同様に行います。

POINT!

足だけを高く上げようとせず、頭と体幹全体で傾けていくイメージで行います。

※左右1セットで、5回が目安です。

C O L U M N

「立ち机」のすすめ

パソコン作業をするときは、次のような点をチェックすることをおすすめします。

①目が疲れにくい位置で作業ができる椅子や机を使っているか
②ディスプレイやマウスなどの道具が、身体の負担にならないように配置されているか
③明るさ・背景などが適切であるか

しかし、たとえ完璧な環境が整っていても、長時間同じ姿勢で、同じ作業を続けたら、身体のあちこちに負担がかかり、やがて痛みや不具合が生じるようになります。それを予防するために私が推奨しているのが「立ち机」です。たとえば、パソコンは足の長い机の上に置き、立った状態で操作するのです。もちろん、単に立つのではなく、作業しながらも「美しく立つ」ことを意識しましょう。

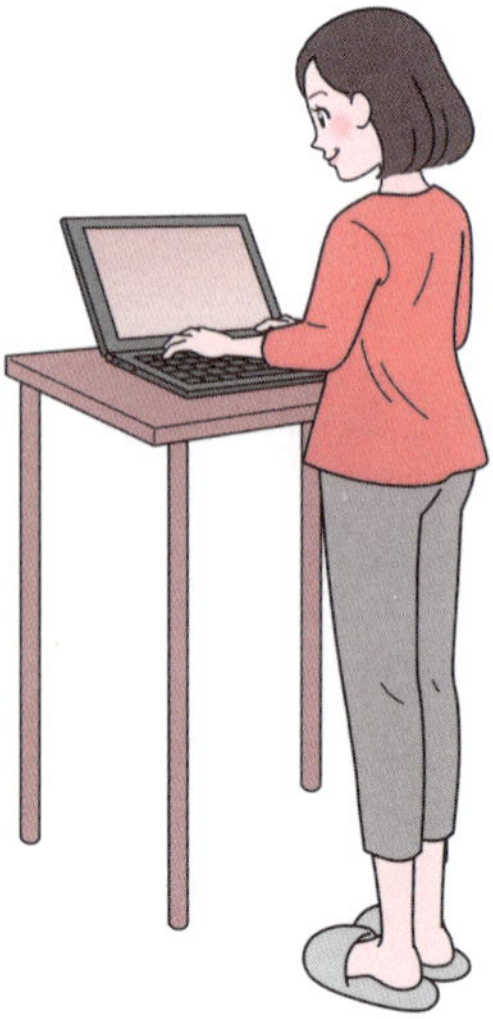

長時間立っていると同じ姿勢で作業を続けるのは難しくなります。動いたり座ったりすることで、自然と身体への負担が軽減されます。

第4章

美しく「歩く」トレーニングをしよう！

美しく「歩く」ために

美しく歩けないのは、身体の機能が劣っているからではなく、身体に関する知識や、正しい鍛え方がわかっていないからです。美しく歩くための基本は「3つのA」と「3つのS」。ここで、もう一度復習しておきましょう。

●「3つのA」で自分の身体を深く知り、正しく、上手に使うことを意識する

Anatomy（アナトミー）……背中、足、腰の構造と機能を理解します。

Alignment（アライメント）…骨関節の並び方、姿勢、構えを知り、よい配列を選びます。

Awareness（アウェアネス）…身体の感覚を磨き、使い方の違いを知って、正しい方法を選びます。

●身体の構造と機能に合った効果的なトレーニング法の「3つのS」を習慣にする

Squat（スクワット）

立ったり座ったりする基本のトレーニングです。たくさんの筋肉を一度に鍛えることがで

きるので、バランスと筋力を高めることができます。

Stretching（ストレッチ）

筋肉や腱、関節を伸ばす効果がある運動です。柔軟性が高まることで可動域が広がるほか、血流を改善したり、神経機能を向上させる効果もあります。

Spine ex.（背骨ほぐし）

背骨をほぐす効果があるトレーニングです。「背骨を使う」「背中から動かす」ことを意識するようになると、立つ、座る、歩く、すべての姿が美しくなります。

力を抜くことの大切さ

ストレスが多い現代生活は、緊張することが多いですね。緊張すると身体に力が入り、筋肉や関節がかたくなって、動きが鈍くなったり、ぎこちなくなったりします。よく「年をとって身体がかたくなった」といいますが、年をとってもきちんと身体の手入れをすれば、柔軟性を保つことができます。身体が柔らかく、なめらかに動けば、日常の動作や運動が楽にできるようになります。年をとっても、身体のかたいネコはいません。ノビをして手入れをしているのです。

本書で紹介している「背骨ほぐしひじまる体操」、「こんにゃく体操スクワット」、「ワイパー体操」、「リカバリーポジション」などは、身体の力を抜いて柔軟性を高めるのにうってつけの運動です。なめらかに動く身体を手に入れるために、ぜひ日々の習慣にしてください。

チェック！

あなたの歩き方は大丈夫？

遠くのショーウインドウに映る姿を見ながら、歩き方をチェックしてみましょう。美しい姿勢で歩く基本は、立ち方（58ページ参照）や座り方（59ページ参照）と、チェックポイントはほぼ同じですが、歩くときの道具である「靴」や、「足裏」にも着目しましょう。

●履き慣れた靴底をチェック

靴底の減り方を見れば、歩き方のクセがわかります。重心が傾き、ひざや腰などに負担をかけ続けると、足腰や背中の痛みにつながり、変形性膝関節症《へんけいせいしつかんせつしょう》や、腰部《ようぶ》脊柱管狭窄症《せきちゅうかんきょうさくしょう》になることもあります。靴の状態をチェックして、正しい歩き方をマスターしましょう。

立ち方のチェック！

該当する項目に✓をいれましょう

- [ ] 身体全体が、左右対称か？
- [ ] 背すじは伸びているか？
- [ ] 胸から足が出るように、歩いているか？
- [ ] ひざの向きと、つま先の向きが一致しているか？
- [ ] 靴の底が偏った減り方をしていないか？
- [ ] 足にたこはできていないか？
- [ ] 下肢の圧痛チェック（52ページ参照）をして、痛い部分はないか？
- [ ] 3歩目大また歩き（96ページ参照）をしたとき、後ろに伸びた股関節が、十分にストレッチされているか？
- [ ] ひじまる水泳ウォーキング（75ページ参照）をしたときに、背骨と手足も十分に動かしているか？

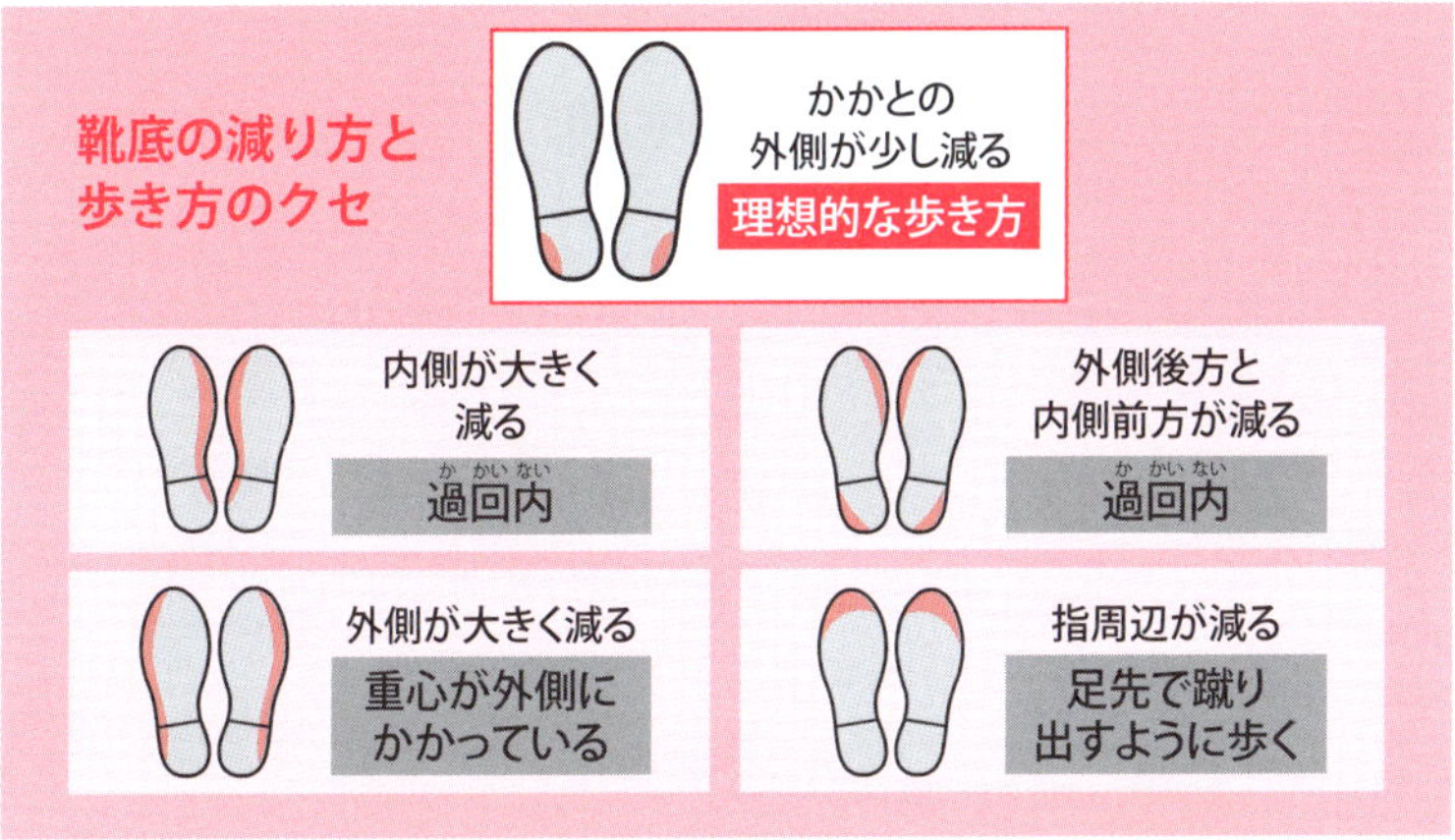

●靴を履いた状態でチェック

サイズの合わない靴や、緩んだひもの靴を履いていると、足を傷める原因になります。歩く上で、靴選びは大切なチェックポイント。まずは、靴を履いたときに指先を押して、左右の差がないかサイズを確認し、次に靴のひもがあるときは、締め具合をチェックしましょう。

●足の状態をチェック

①細くて薄い足は、トラブルが多い②アライメントは、X脚で回内足《かいないそく》・扁平足《へんぺいそく》が多く、足の裏にマメ、タコがある③母趾球と母趾にタコがある④外反母趾、内反小指がある

歩き方のクセは、なかなか簡単には直りません。これから紹介する体操を行って、正しい姿勢、足やひざの向きを身体に覚え込ませることが大切です。

レッグランジとランジ歩き

**ひざとつま先が同じ方向を向く感覚を身体に覚え込ませ、
よい歩き方を身につけるためのトレーニングです。
ゆっくり行うことで効果が高まります。**

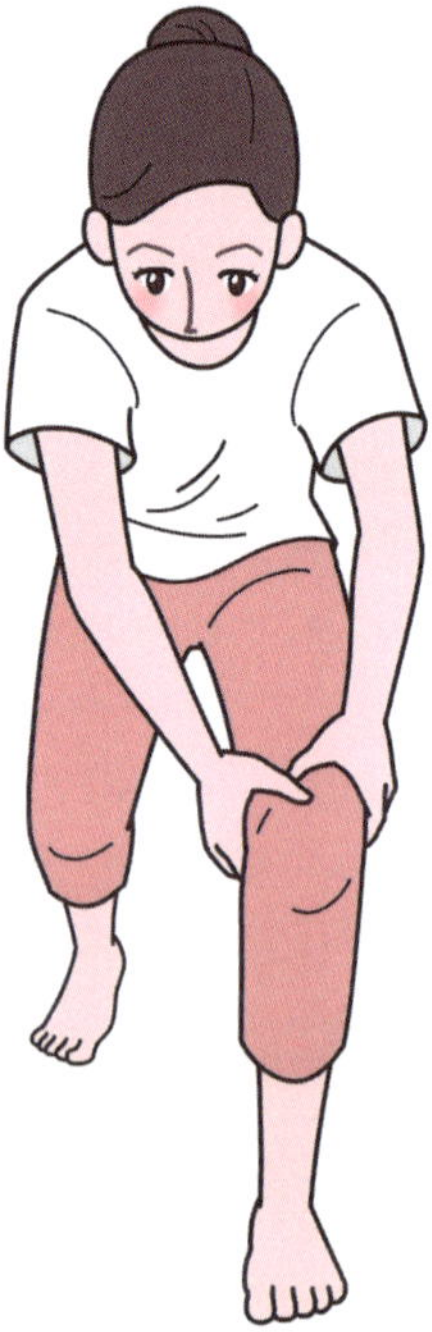

1

大きく振り出した左足をゆっくり下ろし、力いっぱい踏み出します。着地したら腰を軽く落とし、左足の上に両手を添え、身体をのせてレッグランジをします。

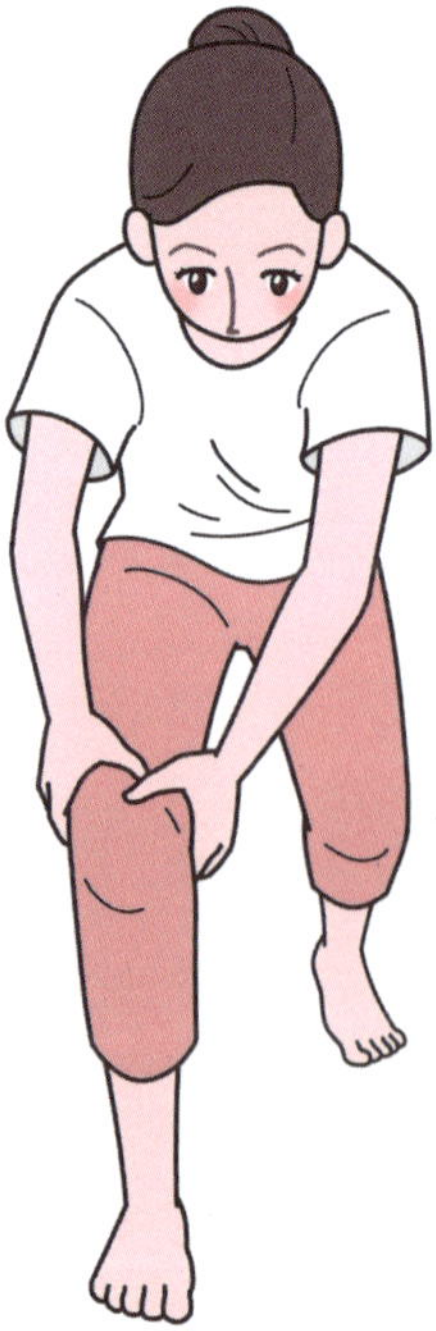

2

右足を前に踏み出し、①と同じように着地します。①②を繰り返す、ランジ歩きをします。

POINT!

**ひざとつま先が同じ方向になるように、
最初は両手でひざの向きを確認します。**

※左右1セットで、5回が目安です。

「レッグランジ」とは?

右ページで紹介している「レッグランジ」とは、「片足を踏み込んで力を入れる」というトレーニングのことです。

両足で立つ・しゃがむを繰り返すスクワットが「立つトレーニングの基本」とすれば、レッグランジは１歩を踏み出す「歩くトレーニングの基本」です。この基本のトレーニングも、チェックしたい点がいくつかあります。

①ひざとつま先の向きを一致させる
②ひざの上の大腿四頭筋《だいたいしとうきん》と太ももの裏側のハムストリング筋を、同時に収縮させる
③足の全体に力がかかるように踏みしめる
そのために、最初は両手でひざの上、後ろにあてがい、レッグランジをします。上から手で押しておしりに力を入れて足裏全体に力を伝えてください。四頭筋とハムストリング筋に力が入っているか確認してください。このときに必ず、つま先とひざが同じ方向を向いているかを確認しましょう。

以上のことができたら、手を離してもできるように練習してください。それができるようになったら、歩きながらレッグランジをします。これが「ランジ歩き」です。その発展系が、96ページの「３歩目大また歩き」になります。

前に踏み込むレッグランジを「フロントランジ」といいます。左右に踏み出すレッグランジを「サイドランジ」といいます。いろいろな方向に踏み出してみましょう。どの方向に踏み込んでも「足裏全体に力が入るか、つま先とひざの方向が一致しているか」という原則は同じです。

ゴルフなどのスイングスポーツでは、左右の壁が大事だといわれます。このサイドランジがよいトレーニングになるでしょう。

3歩目大また歩き

常に歩幅を大きくして歩くのがベストですが、
それでは疲れてしまって長続きしないという人は、
この方法でよい歩き方を身につけましょう。

●3歩目は大きく踏み出す

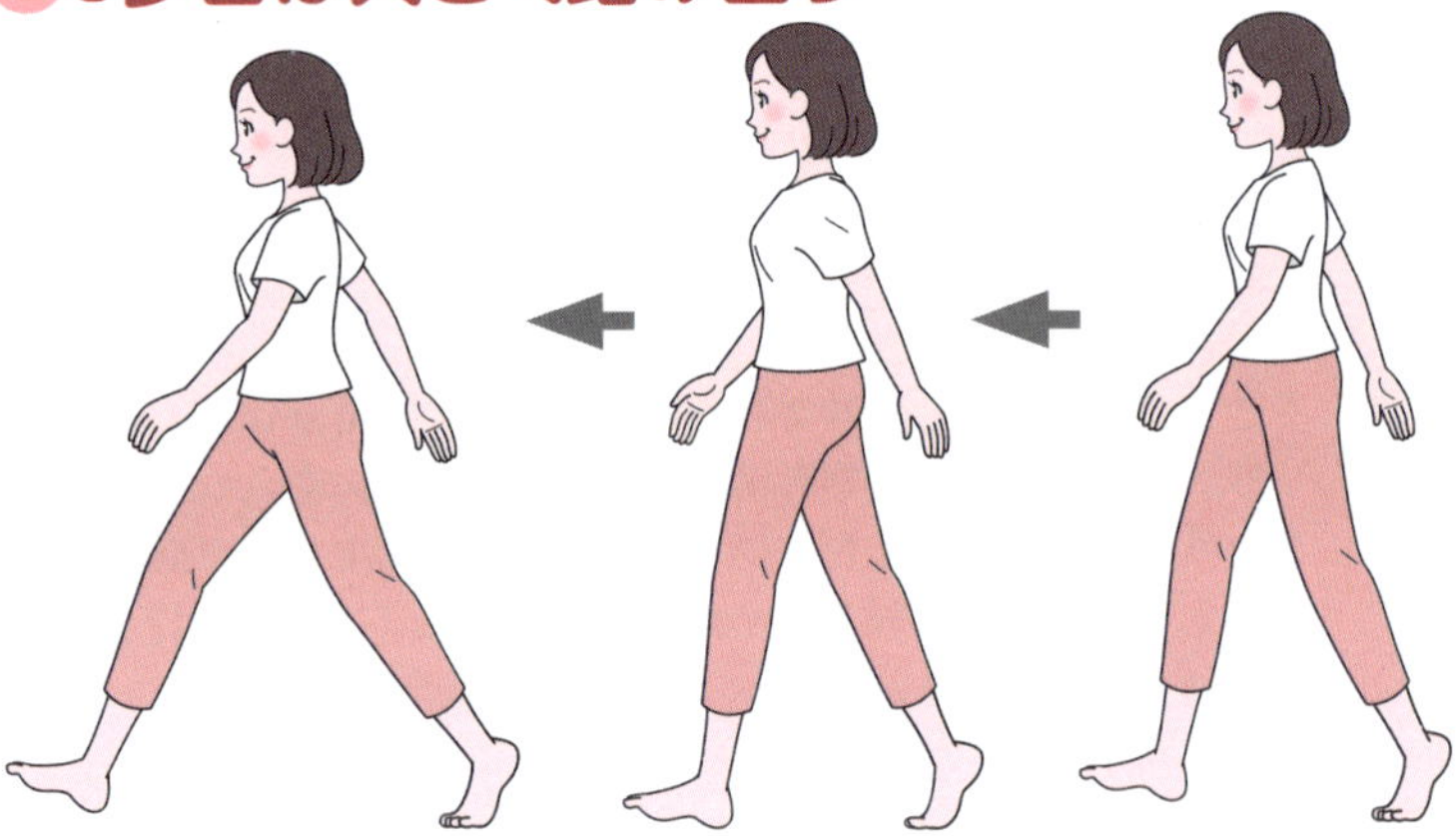

3

3歩目はできる限り大またで踏み出し、ランジ歩きをします。

2

2歩目は無理のない程度の歩幅で踏み出します。

1

つま先とひざの向きが同じ方向になるように1歩目を踏み出します。

背すじを伸ばし、目線は遠くを見て歩きましょう。周りに人がいないときは、3歩目を大きく踏み出し、レッグランジをおすすめします。

●歩きながらレッグランジする

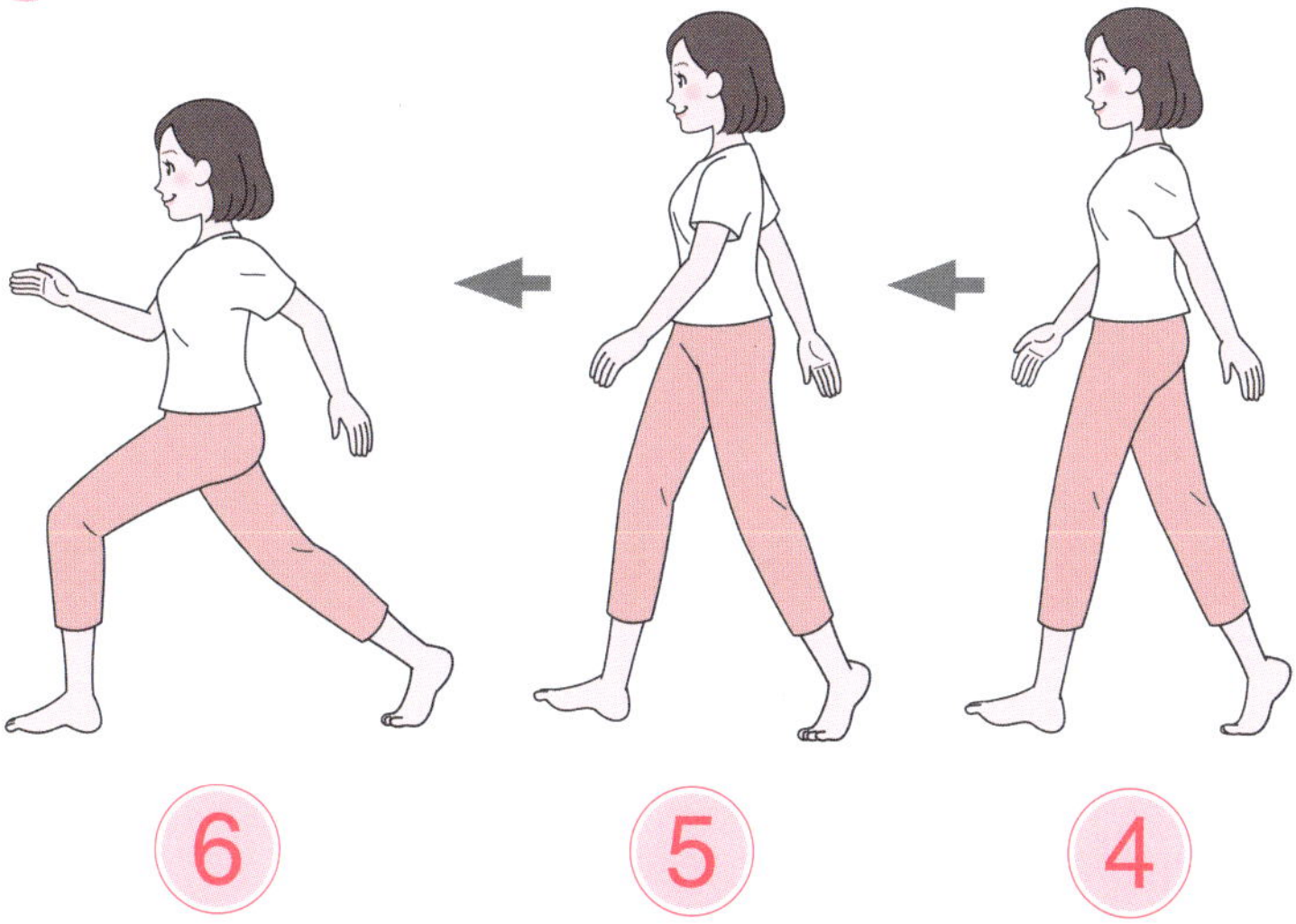

4歩目と5歩目は、①、②と反対に踏み出し、6歩目も、③とは反対の足をできる限り大またで踏み出し、ランジ歩き（94ページ参照）をします。

POINT!

ウォーキング中なども、人に気づかれない程度に、3歩目を大またで歩きましょう。

※歩くときには、なるべく「3歩目大また歩き」をしましょう。

よつばい体操（cat&dog）

背骨と骨盤をスムーズに動かすための体操で、
腰痛の予防と改善に効果があります。
骨盤と腰椎の境目をなめらかに動かします。

●よつばい（前後）

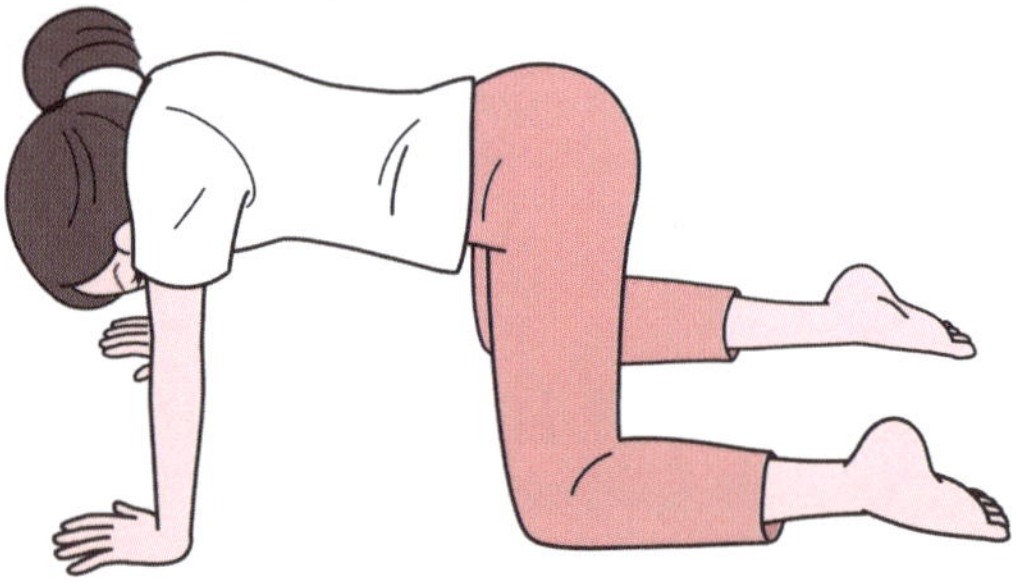

1 よつばいになって楽な位置で首と背中の力を抜きます。両方の肩甲骨の間に背中を落とすイメージで、リラックスして行いましょう。

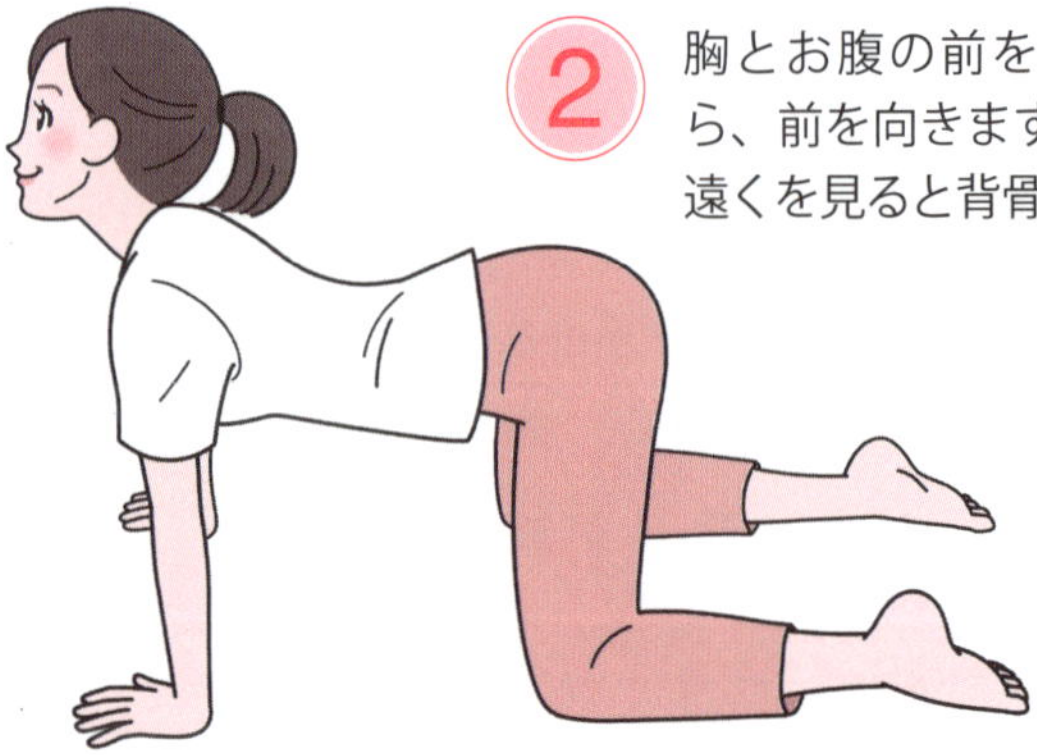

2 胸とお腹の前を伸ばしながら、前を向きます。しっかり遠くを見ると背骨が動きます。

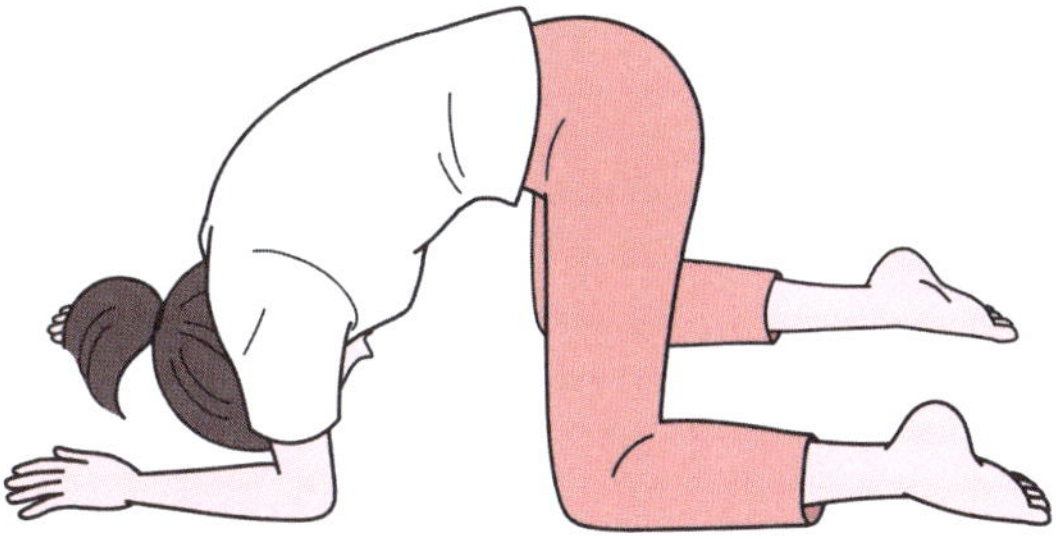

3 背中を丸くしてひじを曲げ、へそをのぞきます。へその裏の位置を高くするようなイメージで行います。

POINT!

身体の各部が連動し、なめらかな動きができるようになることをめざします。

次ページに続く

※ゆっくり5回が目安です。

私のおすすめの腰痛体操

腰が痛いのが腰痛です。腰とはどこかというと、腰椎《ようつい》と骨盤、股関節《こかんせつ》を含めた部分です。このシステムのつなぎ目が痛くなるのを腰痛と考え、つなぎ目を少なくスムーズに動かす体操を指導します。

歩くのがつらくなるのが腰痛です。寝ているときには痛くないことが多いので、腹ばいになる「ワイパー体操」(104ページ参照)や「リカバリーポジション」(106ページ参照)から始めます。また、よつばいになってネコのポーズなどで背骨を動かしても、痛くない例がほとんどです。そして、股関節を中心にストレッチングをして、正しいスクワットをして立ち方を再教育するというものです。

●よつばい（左右）

98ページの体操のあとに続けて行います。

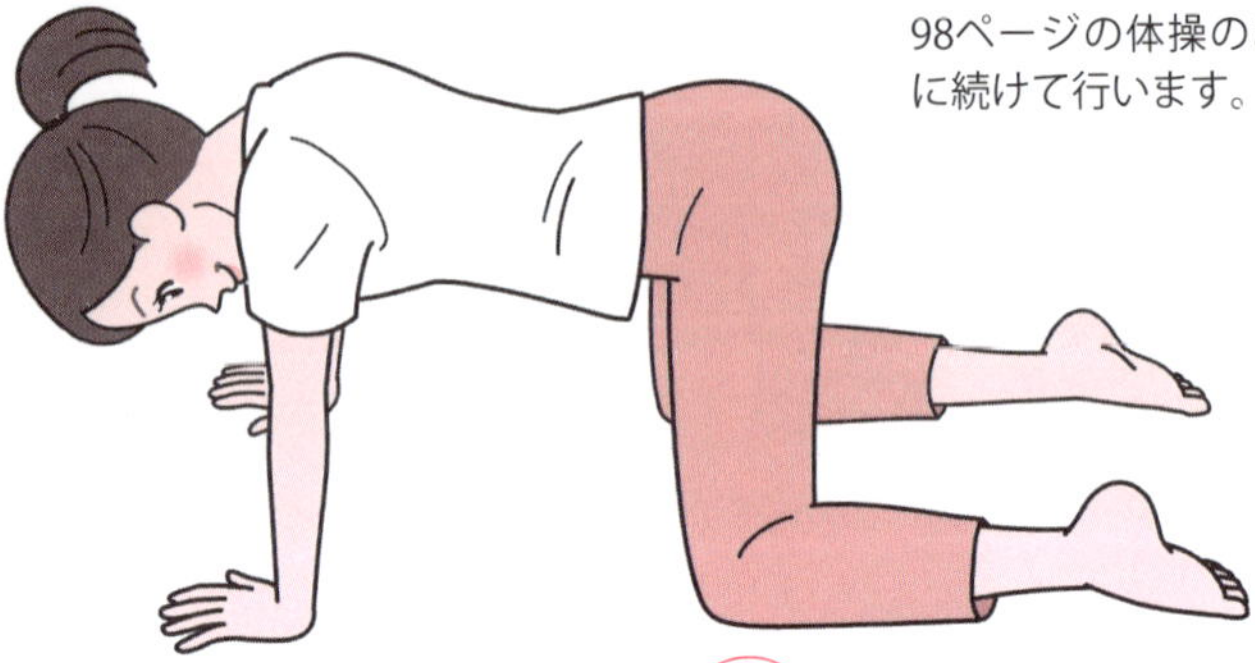

1 よつばいになり、頭を下げます。

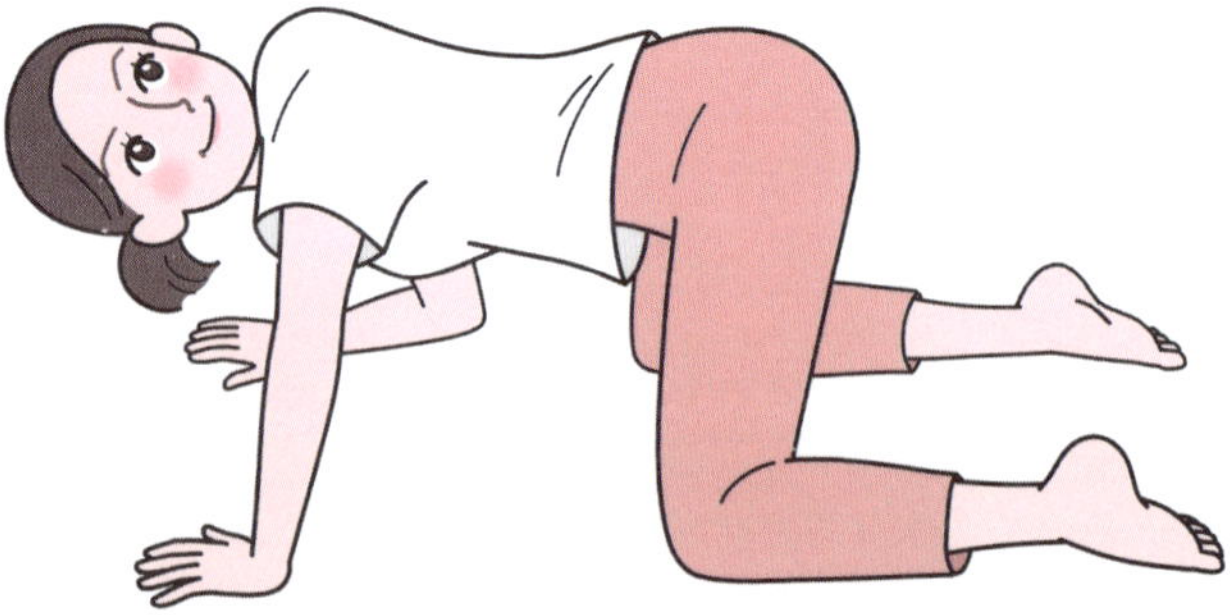

2 右ひじを曲げて左側の天井を見ます。右側も同様に行いましょう。

POINT！

①②を何度も繰り返し、徐々に背骨を大きくねじっていきます。

※左右1セットで、ゆっくり4回が目安です。

●よつばい（机を使って）

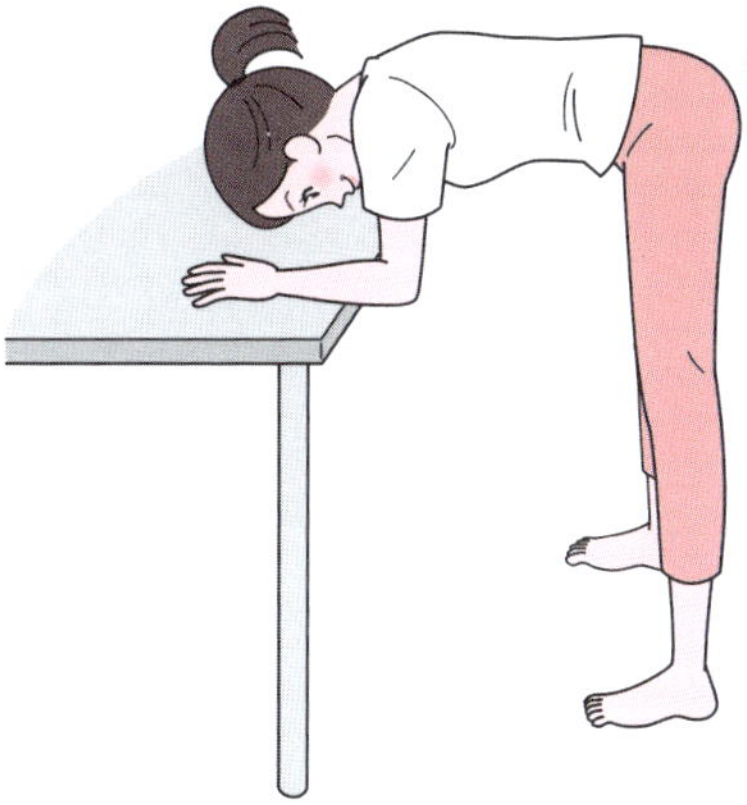

1

机から少し離れて立ち、足を肩幅くらいに開きます。両手を机の上に置き、背中を丸めます。

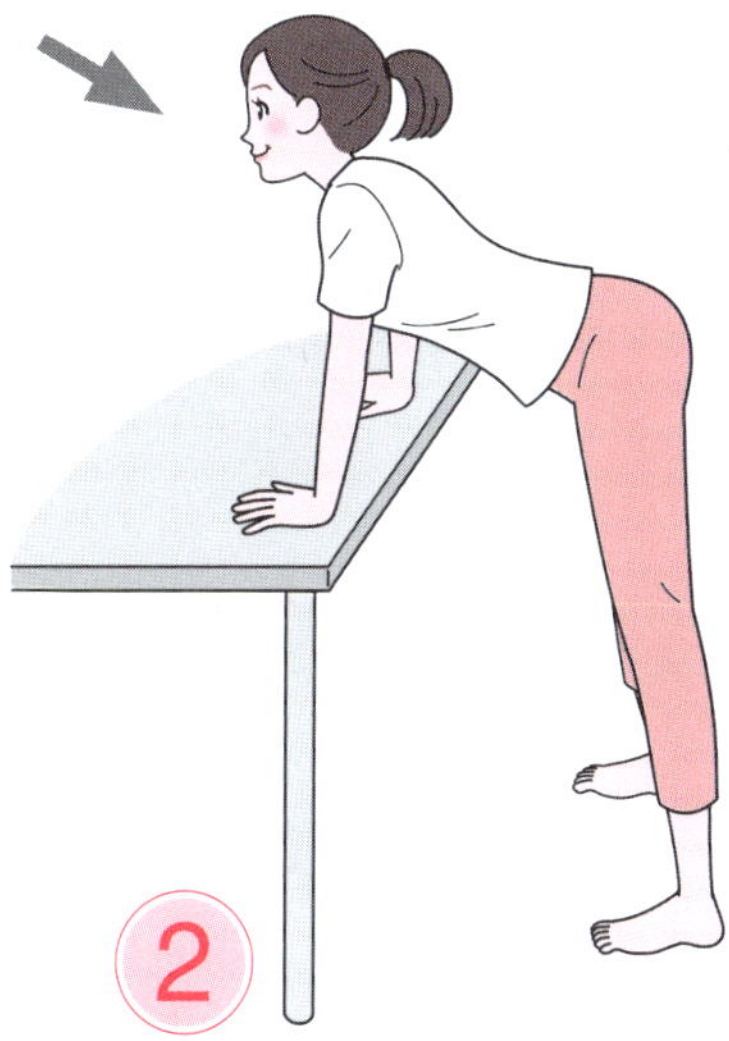

2

腕を伸ばして胸を張ります。

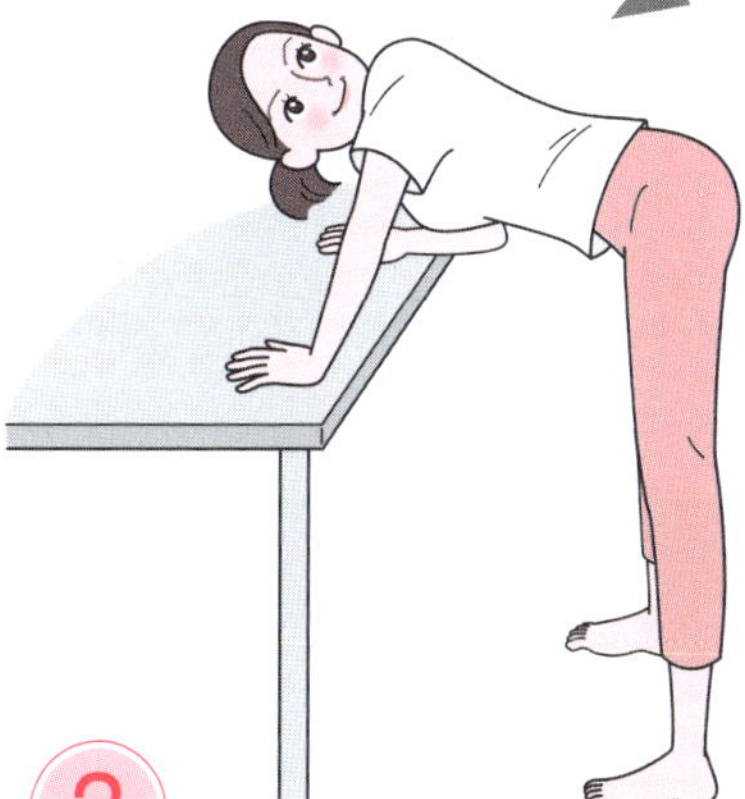

3

上半身と顔全体は、左側の天井を見ます。右側も同様に行いましょう。

※左右1セットで、ゆっくり4回が目安です。

●腰痛対策ストレッチ

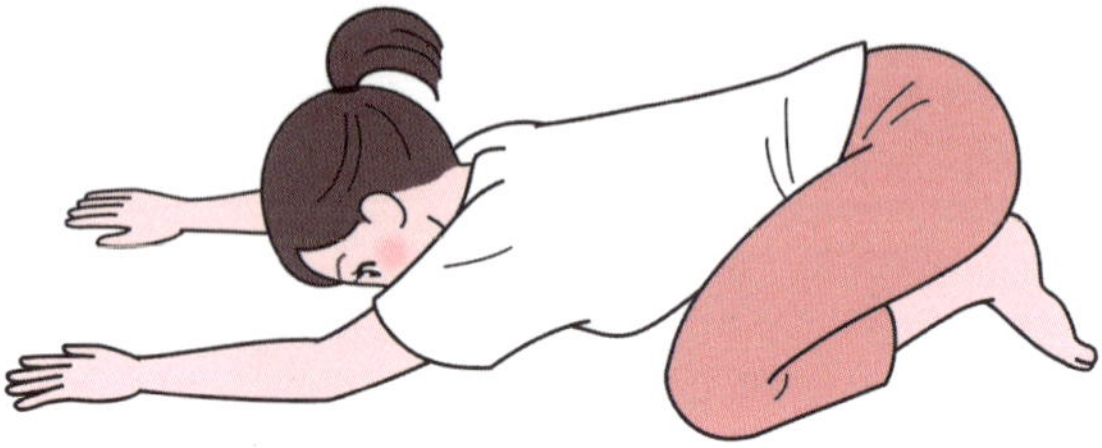

1 よつばいの姿勢から、ひざを曲げて両腕を前に伸ばし、腰を後ろにし、肩甲骨の周囲を伸ばすようにします。

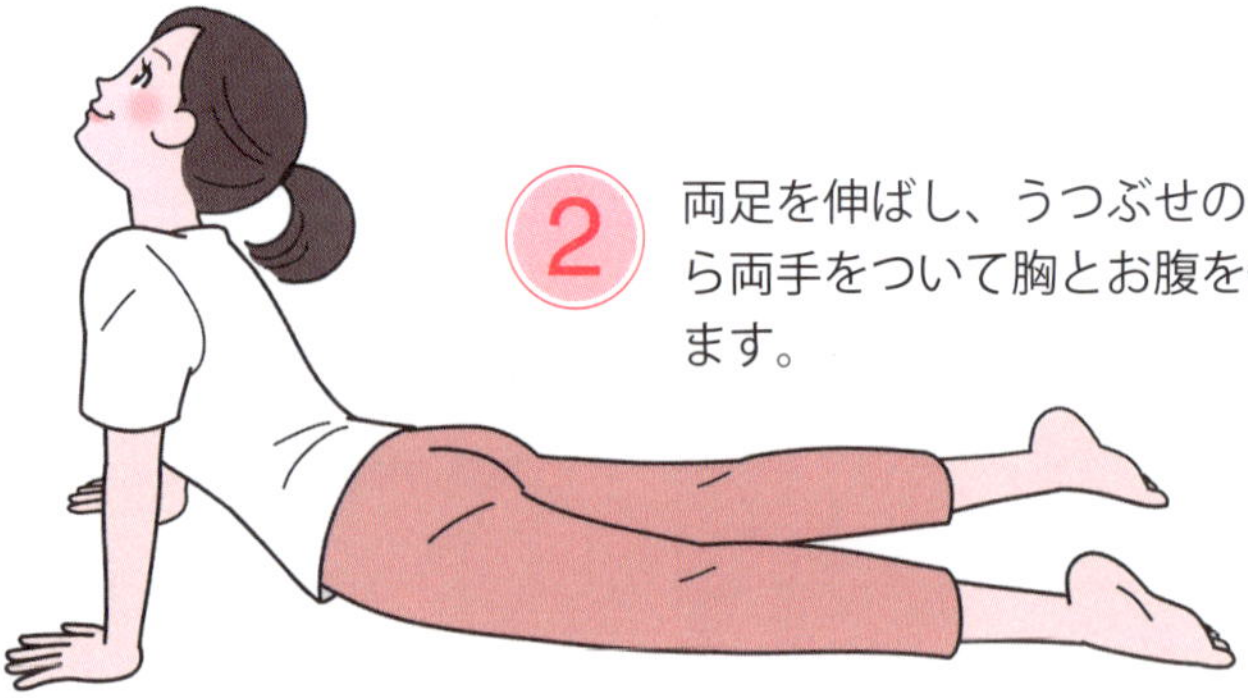

2 両足を伸ばし、うつぶせの状態から両手をついて胸とお腹を伸ばします。

POINT!

腹筋をストレッチするように行います。
最後はうつぶせになってリラックス。

※ゆっくり、身体と対話しながら、4回が目安です。

●腰痛対策ストレッチ（椅子を使って）

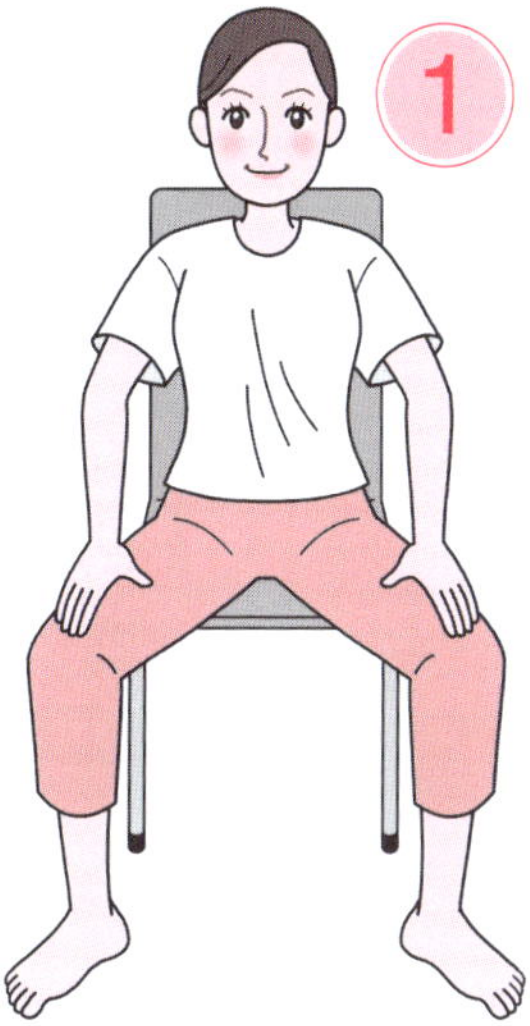

1 椅子に座って股関節を大きく開きます。

2 ひざの間に両ひじを入れ、上半身を前に倒します。

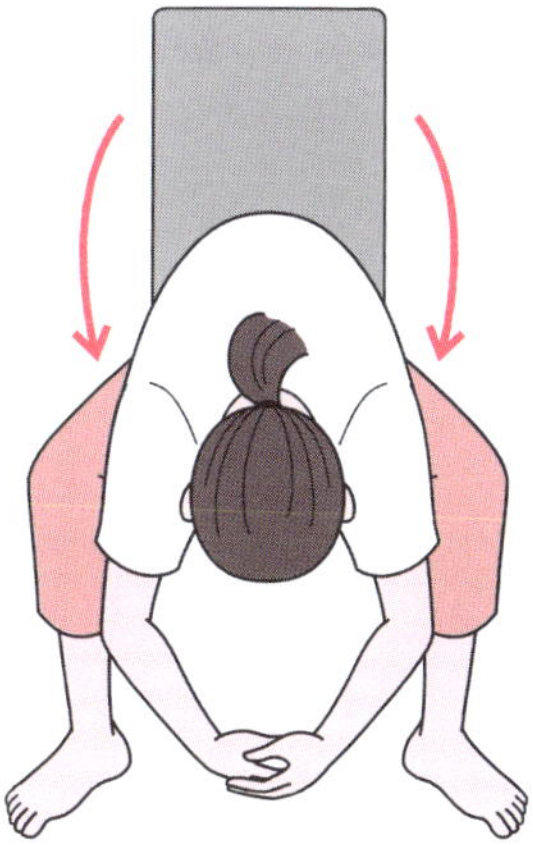

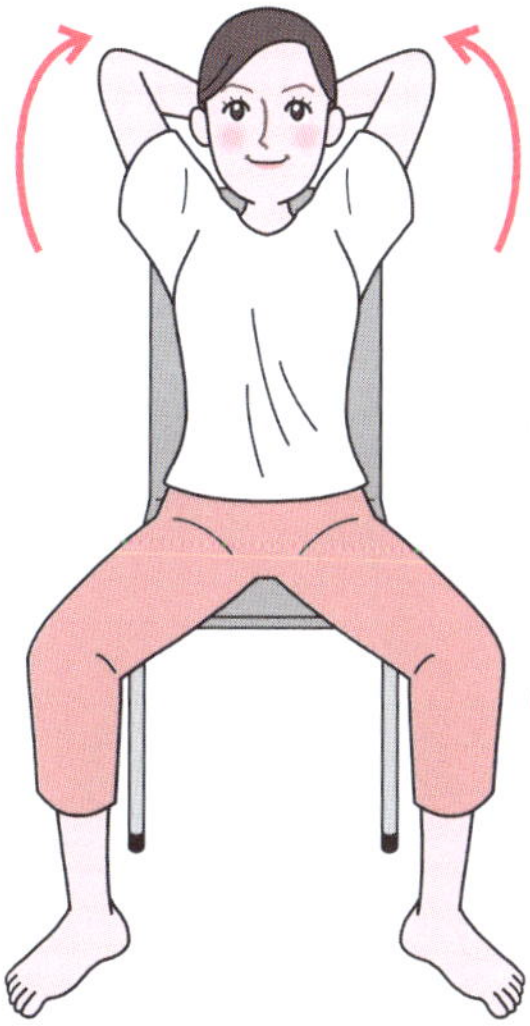

3 上半身を上げ、手を頭の後ろで組み、上半身を後ろに倒します。2 3を繰り返します。

POINT!

床に伏せて行うのがつらい人は、椅子を使うこの方法がおすすめ。

※ゆっくり、身体と対話しながら、4回が目安です。

ワイパー体操（腰痛体操）

身体のつなぎ目をうまく使うことで、
腰痛を予防・改善する体操です。
傷んだ部分を休ませ、身体全体を強化する効果もあります。

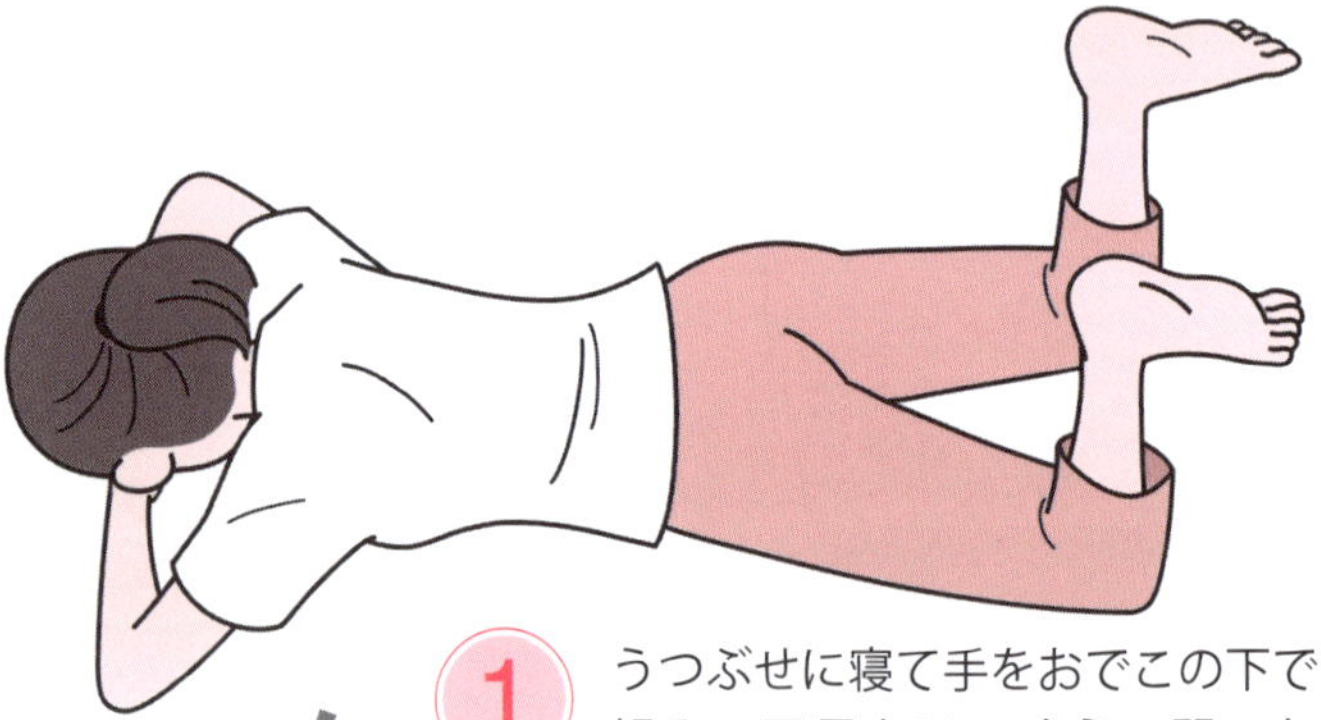

1 うつぶせに寝て手をおでこの下で組み、両足を20㎝くらい開いた状態で、ひざを軽く曲げます。

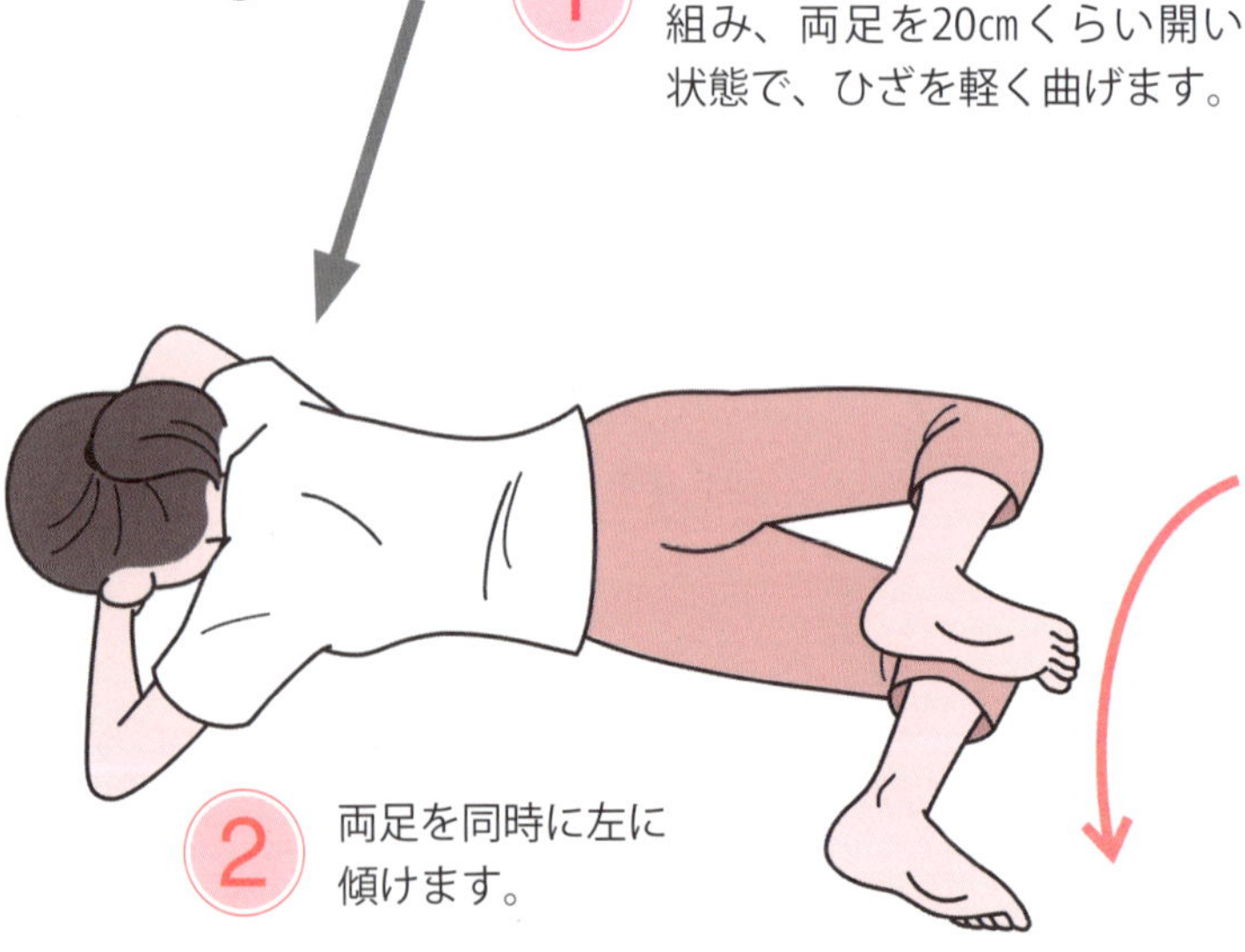

2 両足を同時に左に傾けます。

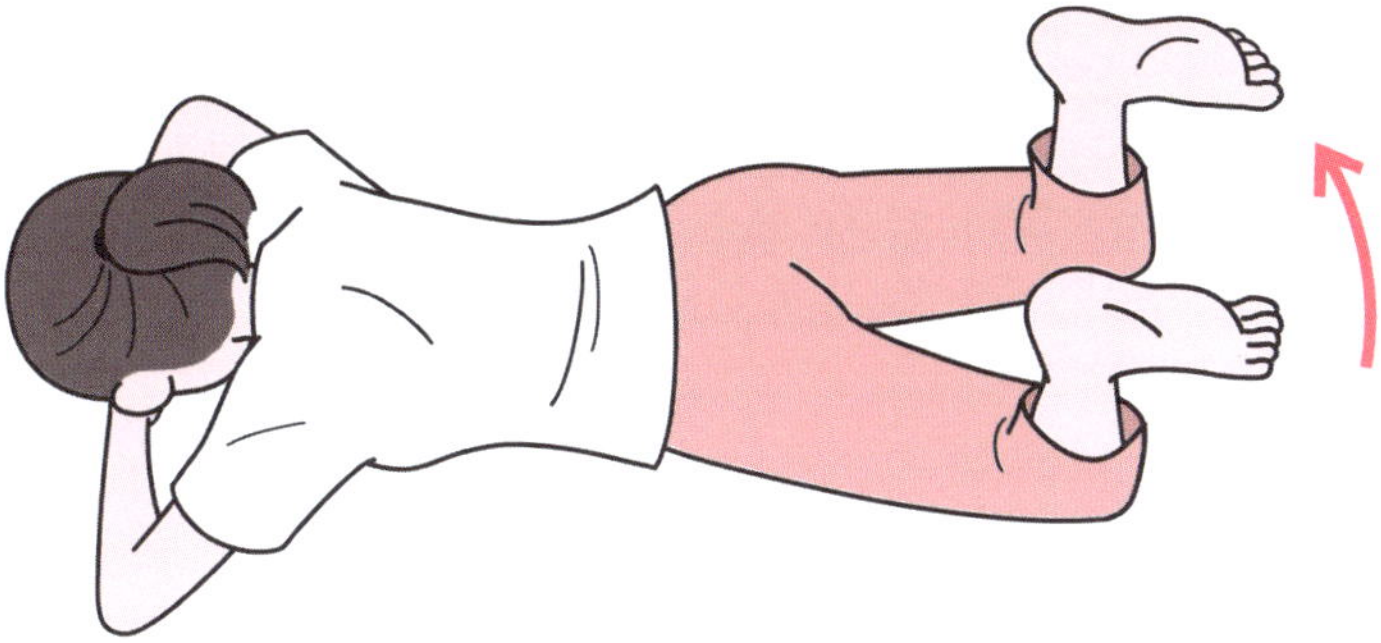

3 両足を中央の位置に戻します。

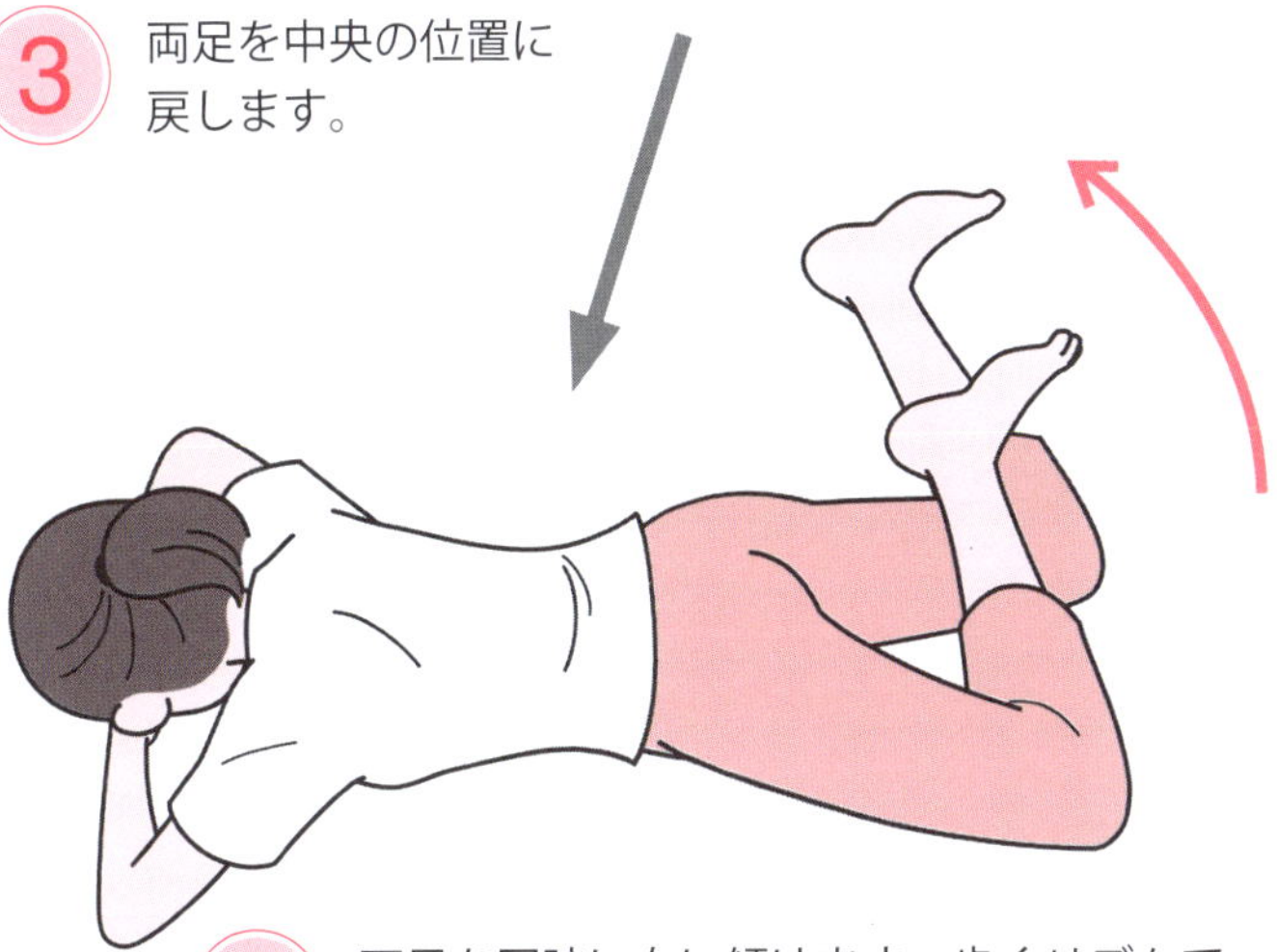

4 両足を同時に右に傾けます。歩くリズムで2～4を繰り返し、足をブラブラ左右に動かします。一緒に腰と背骨が動くのを意識しましょう。

POINT！

慣れてきたら、ひざとつま先をつけて両足を動かす、1本ワイパーも行います。

※左右1セットで、5回が目安です。

リカバリーポジション（腰痛体操）

「ワイパー体操」（104ページ参照）より負担が少ない体操ですが、背骨や股関節、ひざに効き、腰痛の予防と改善に効果があります。ゆったりとリラックスした気分で行いましょう。

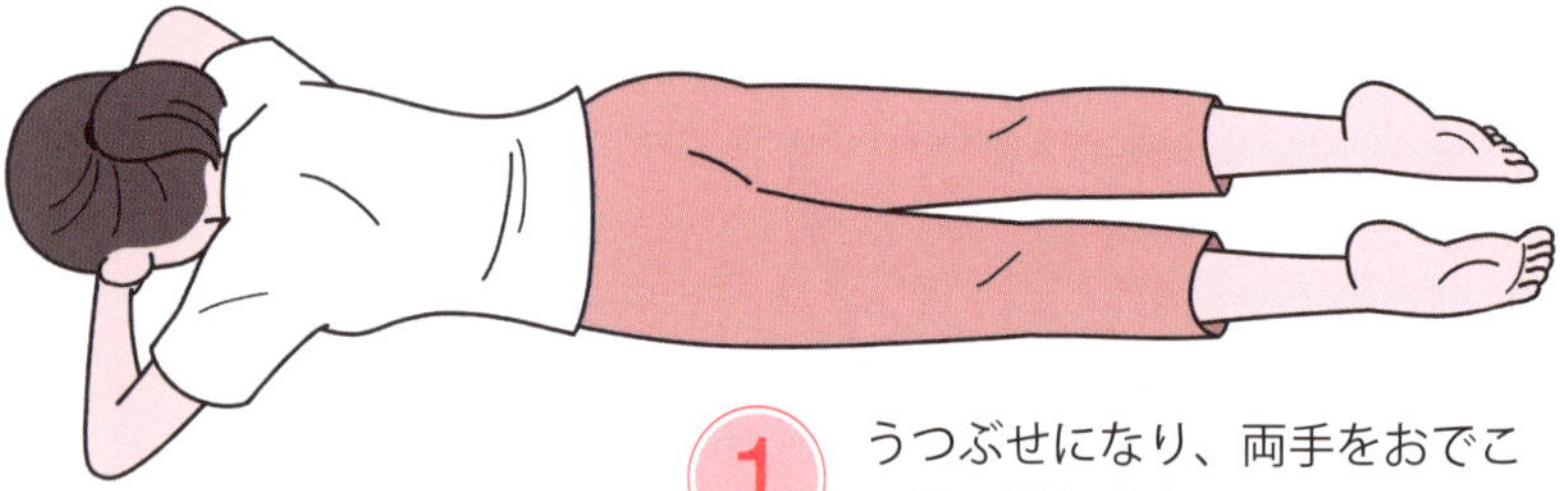

1 うつぶせになり、両手をおでこの下で重ねます。

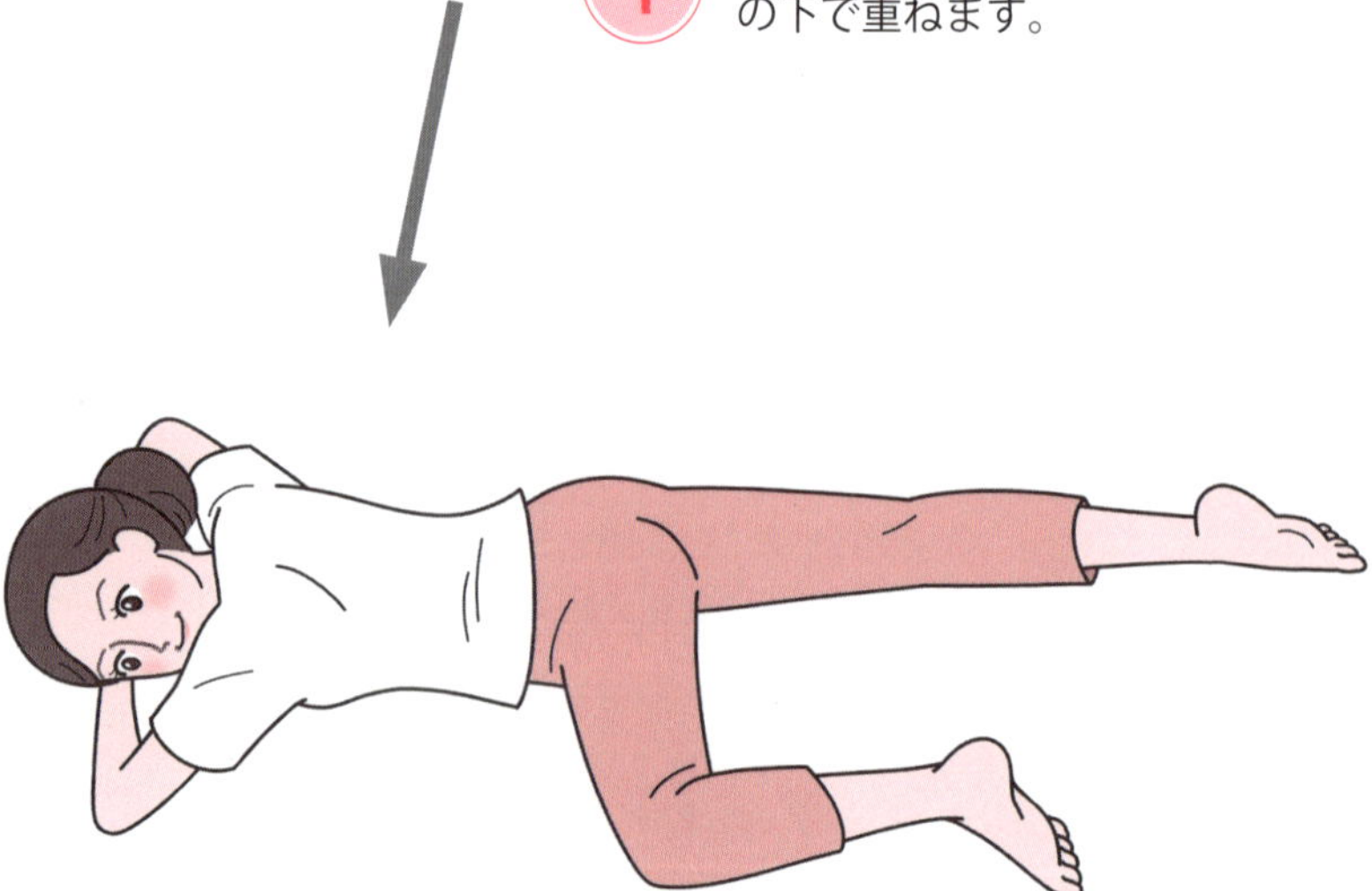

2 顔を左に向け、左ひざを軽く曲げて上半身に近づけ、右足は伸ばしたままにします。

●慣れてきたら…

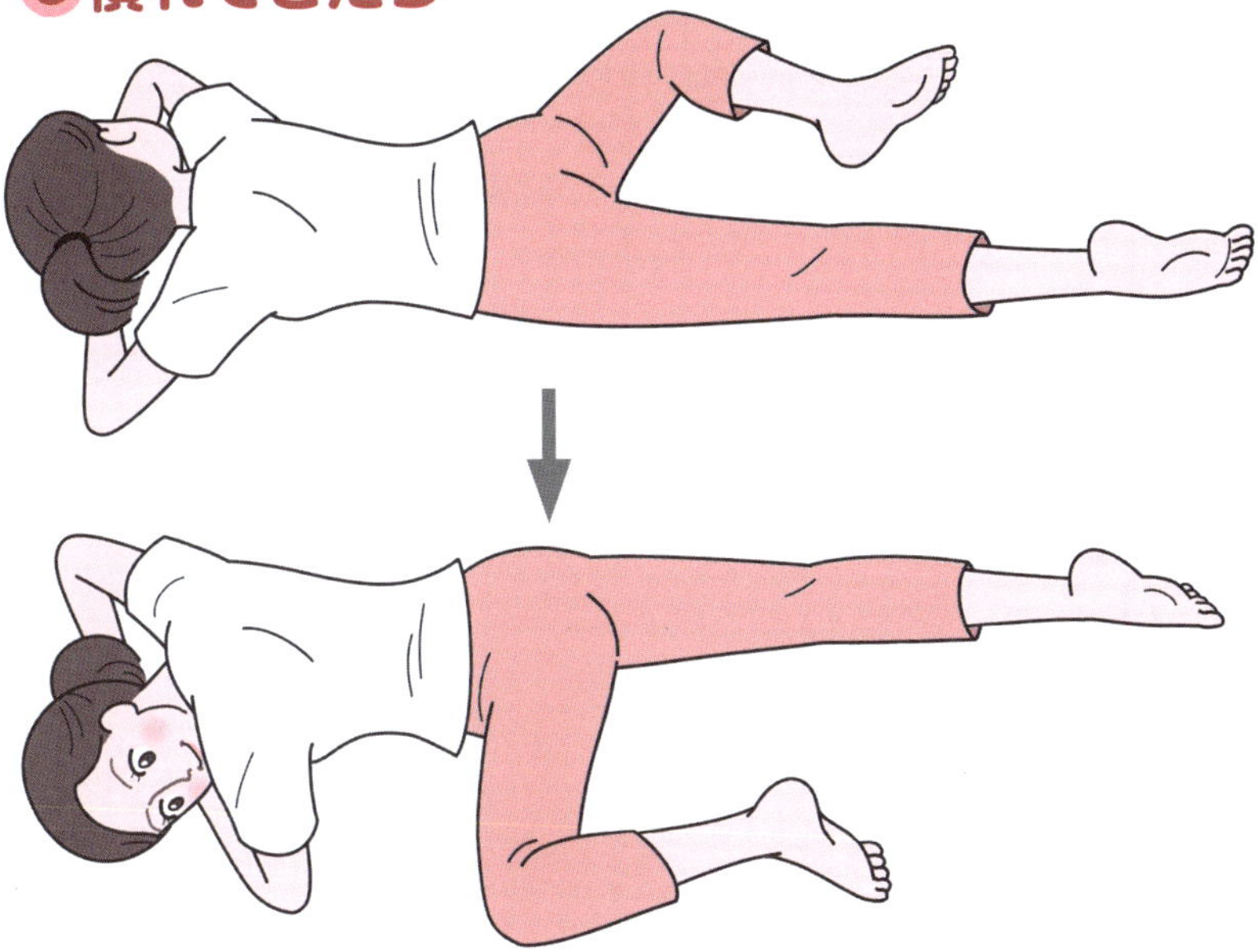

慣れてきたら顔を持ち上げ、肩ごしにひざを見ます。反対側も同様にしましょう。

NG

腕を立てて顔を持ち上げると、腰などに余計な負担がかかるのでNGです。

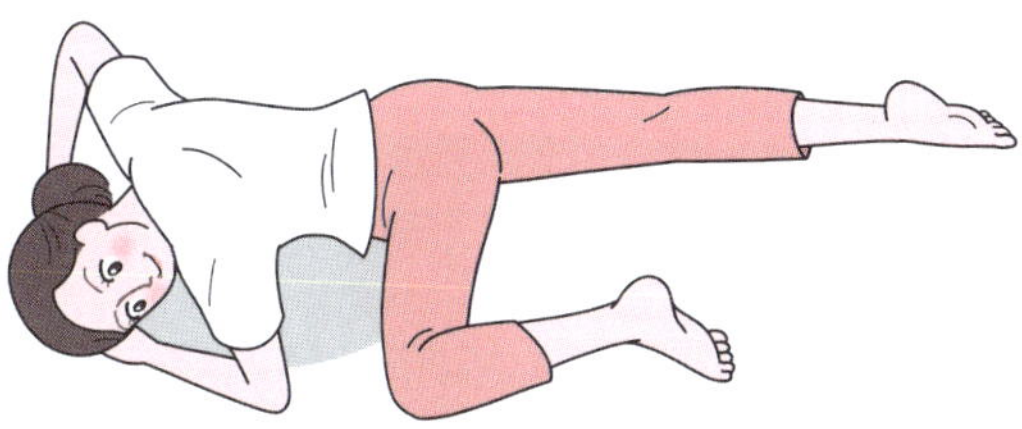

POINT!

うつぶせは身体の本来のしくみに合った姿勢。うつぶせになるだけでも効果的です。

※左右1セットで、5回が目安です。

気《き》功《こう》八《はち》段《だん》錦《きん》

気功は中国の伝統的な体操。八段錦はその中から、初心者でも行いやすいフォームをまとめたものです。スクワット、ストレッチ、背骨ほぐしなどの要素が含まれています。

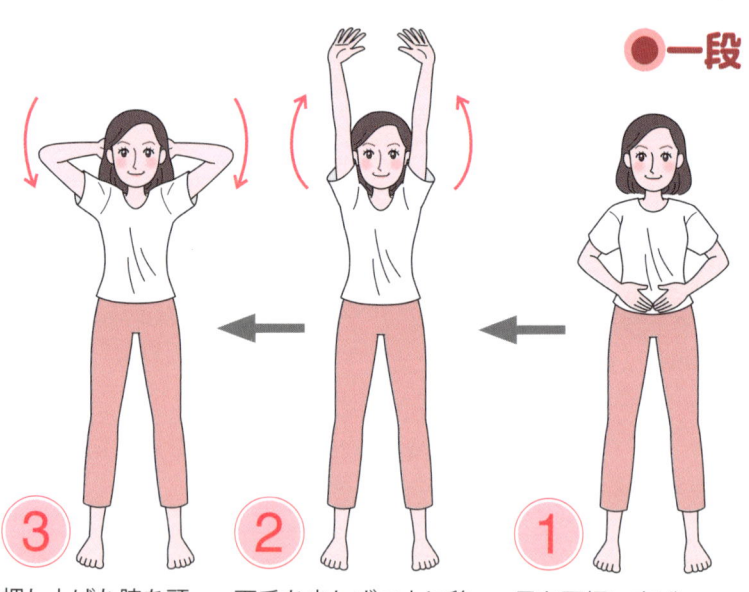

●一段

1 足を肩幅に広げて立ち、両手をお腹にあてます。

2 両手を少しずつ上に移動して首の後ろまでなぞっていき、天をしっかり押すように両手を天に向けます。

3 押し上げた腕を頭の後ろにもっていってから、左右に下ろし、お腹に戻します。

POINT!

顔はまっすぐ前を向きますが、目の端につねに手が入るようにします。

※ゆっくり4回が目安です。

●二段

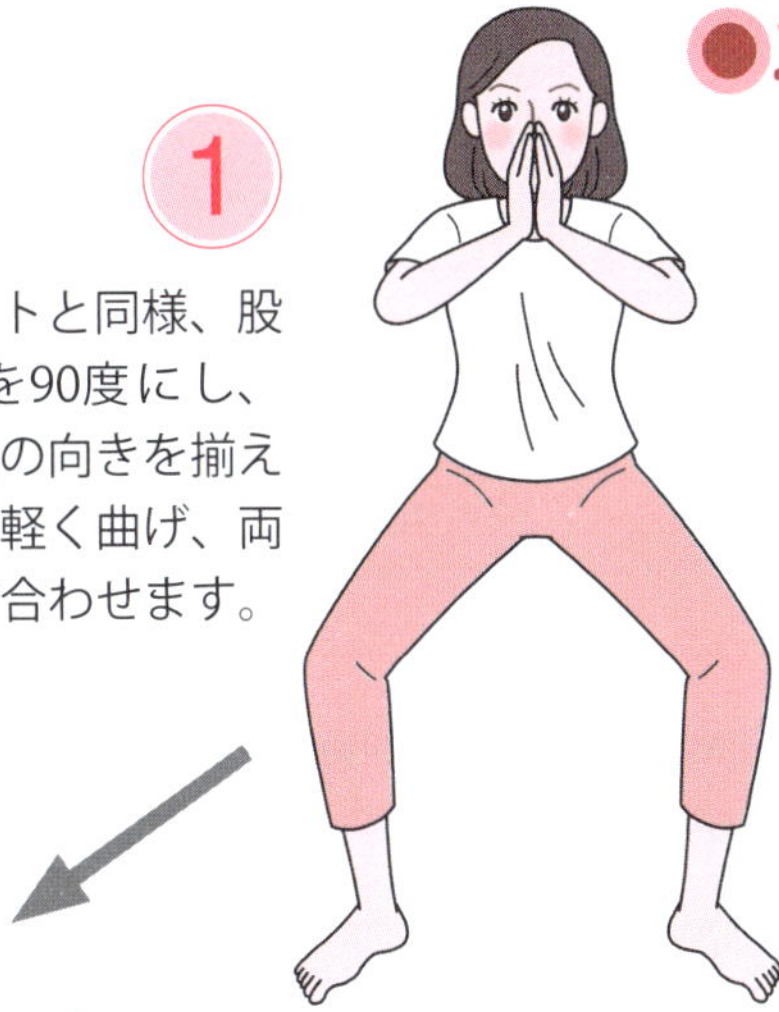

1

足はスクワットと同様、股関節の開きを90度にし、ひざとつま先の向きを揃えます。ひざを軽く曲げ、両手を顔の前で合わせます。

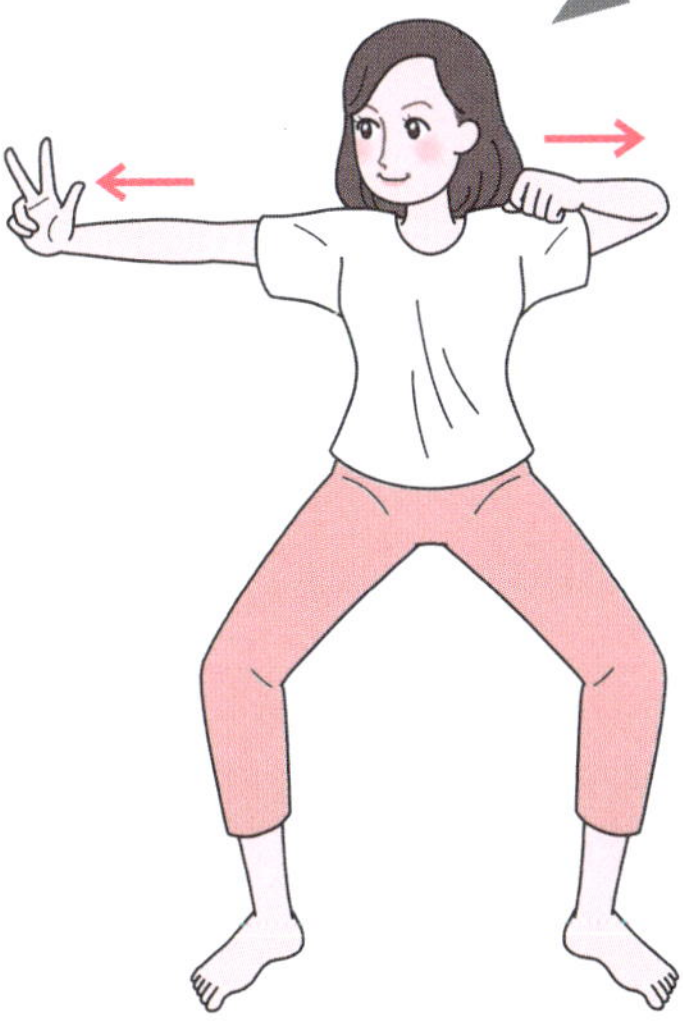

2

右手を肩の位置でまっすぐ伸ばし、親指、人差し指、中指を立てましょう。左手はこぶしにして、ひじを曲げて横に引きましょう。左右の手をいっぱいに引いて背中と胸を伸ばします。目線は右手指先を見つめ、弓を引くイメージで力を入れ、最後に緊張を緩めます。反対側も同様にしましょう。

POINT!

腕に力を入れて左右に伸ばすとき、上半身が左右に傾かないように注意します。体力がない人は、座って行いましょう。

※左右1セット、ゆっくり4回が目安です。

●三段

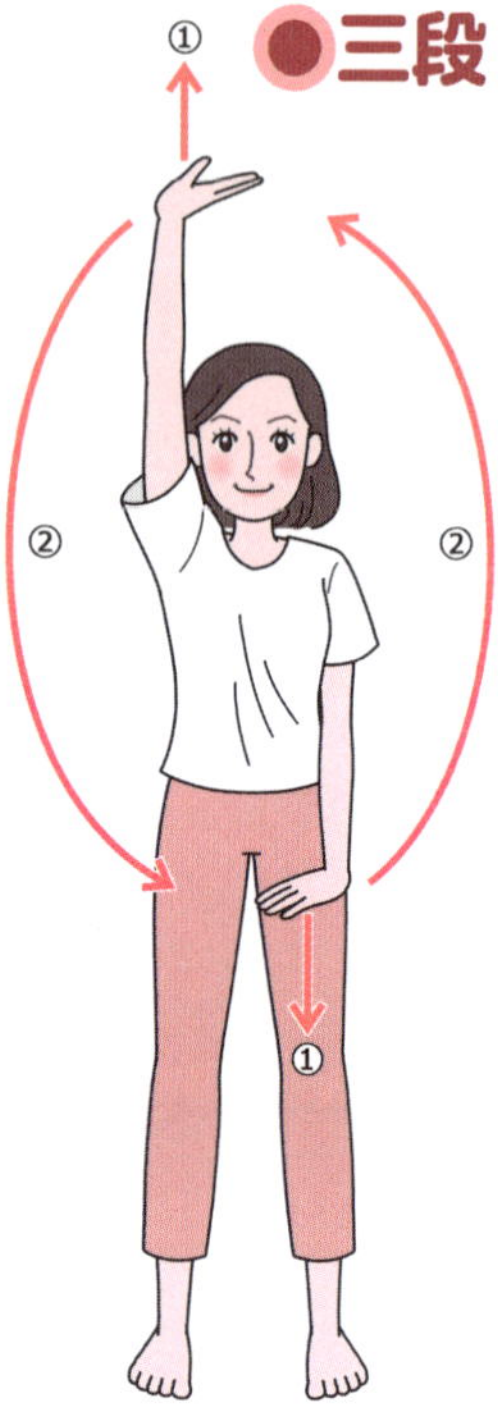

左手は下げ、右手は上げ、天と地を同時に押します。背中はまっすぐな状態をキープし、指先はぴんと伸ばします。円を描いて元に戻り、反対側も行います。

※左右1セット、4回が目安です。

●四段

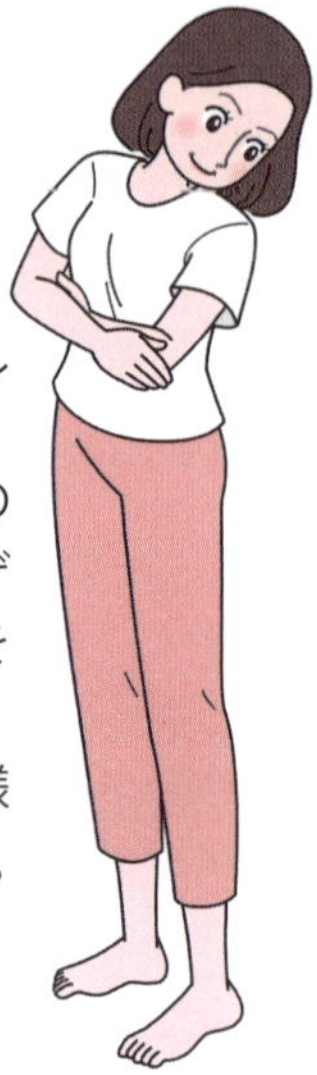

右手を前にして腕を組み、肩ごしに左のかかとをのぞきます。手を組み替えて、反対側も同様にしましょう。

※左右1セット、4回が目安です。

私のおすすめの気功八段錦

たくさんある気功の体操を整理して、その中から8つを選びました。背骨の体操とスクワットが含まれていて、上肢を使うのですすめています。やり方次第では強度もアップします。

正しいフォームで行うことが大切です。シンプルで奥が深く、飽きないのがさすがだと思い、自分でも続けています。

●五段

1

足を肩幅より少し広めに開いて立ち、両手をひざの上に置きます。

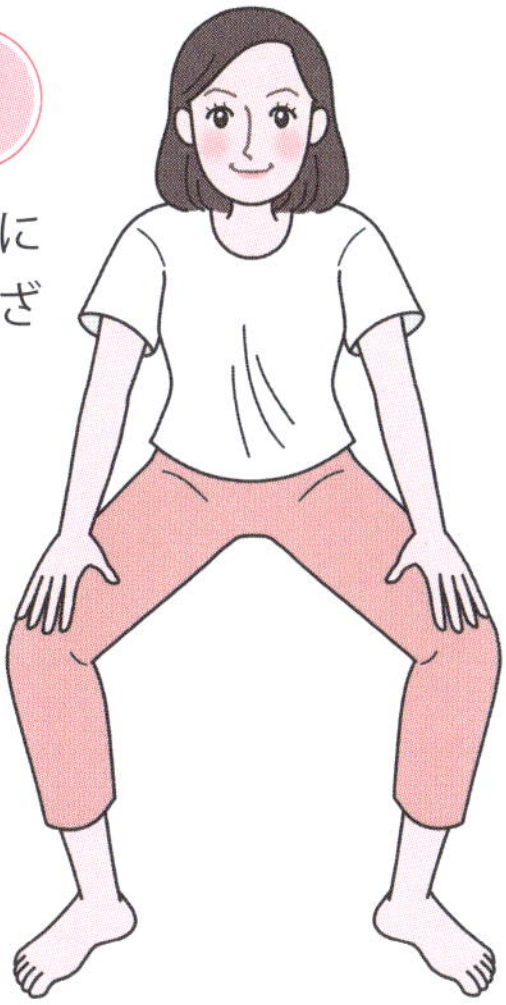

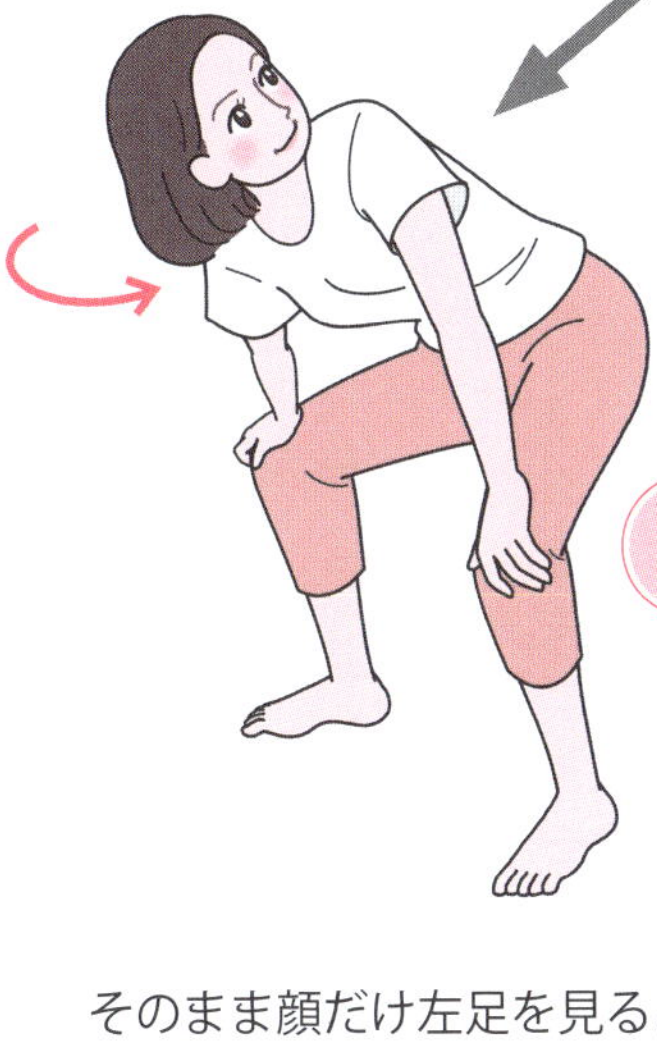

2

背中をゆっくり左にねじり、左肩越しに天を見ます。

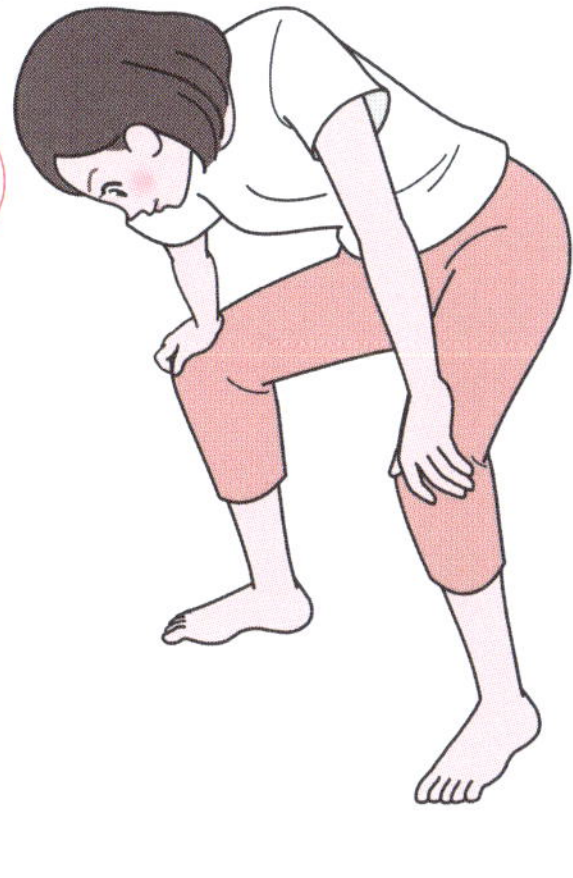

3

そのまま顔だけ左足を見るように戻して①に戻ります。反対側も同様にしましょう。これを野球選手の「イチローのポーズ」といっています。

POINT！

②のポーズは、できる限りひじを動かさないようにします。体力のない人は、座って行いましょう。

※左右1セット、ゆっくり4回が目安です。

●六段（椅子を使って）

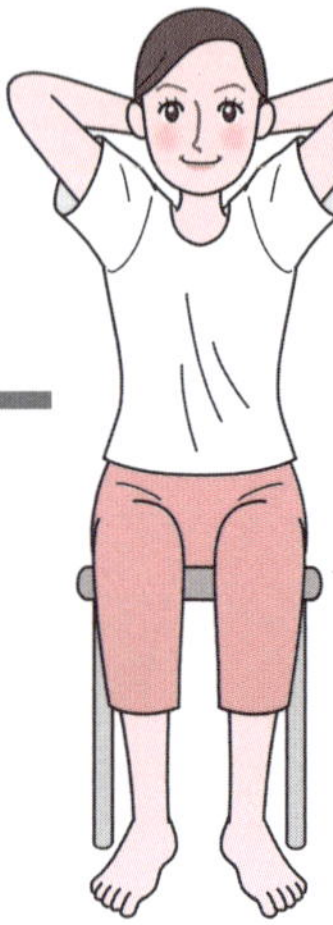

1

椅子に座って、足を肩幅に開き、両手を頭の後ろで組みます。

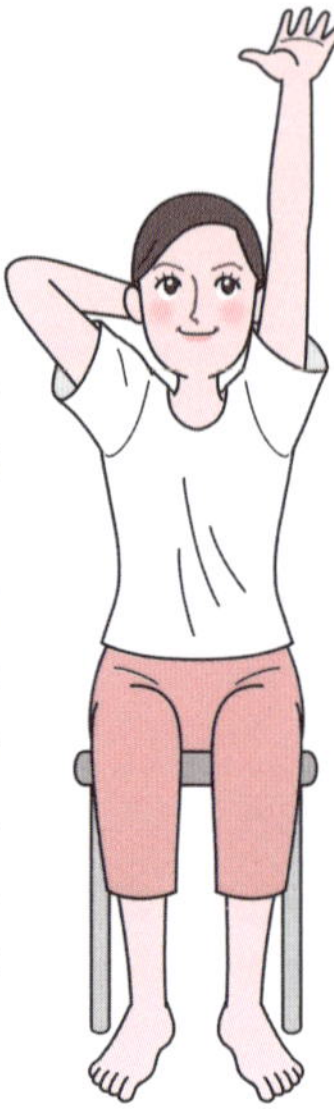

2

右手は後頭部につけたまま、左手は天を押し上げるように伸ばし、目線は左手に。反対側も同様にします。交互に行いながら、腕を押し出す方向を天→額の上方→顔の正面→胸の前→腰の前と、徐々に下げていきます。

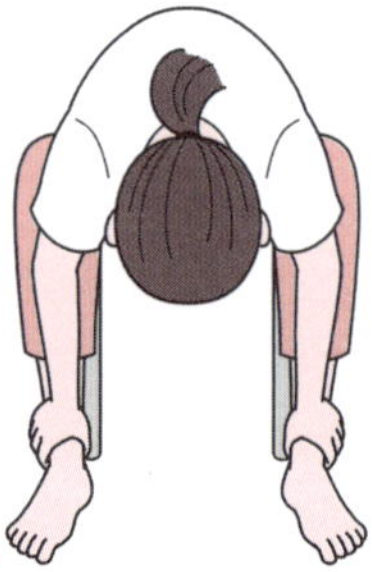

3

前屈して、おしりは座面につけたまま、両手で足首を持ち、背中をストレッチしましょう。

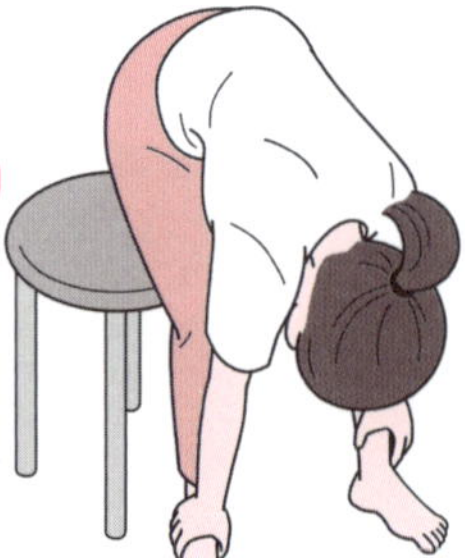

4

両手で足首→すね→ひざ→太ももとなぞりながら上半身を起こします。

POINT!

体力があれば、①～④まで立って行ってもOKです。

※1セット、ゆっくり4回が目安です、

●七段

2

ボクシングのディフェンスのように、目の前に両手でこぶしをつくり、こぶしをしっかり見つめます。片手を伸ばし、こぶしを前に突き出しましょう。内側にこぶしを回すと、力を感じるはずです。左右交互に行います。

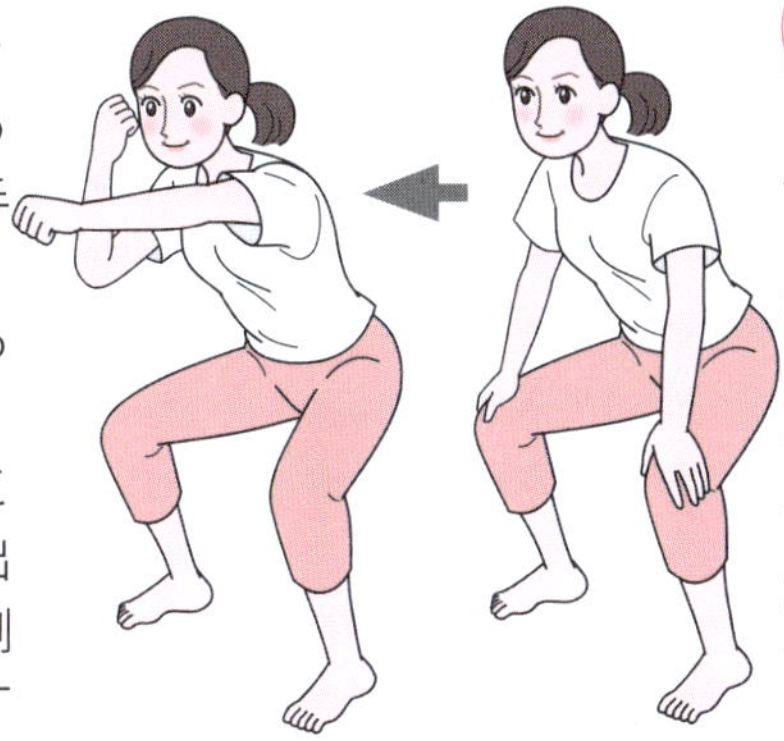

1

足はスクワットと同様に開き、ひざを軽く曲げます。両手はひざにあてて、背すじを伸ばし、お腹に力を入れて締めましょう。

POINT!

②は、ストレートパンチが相手に届くイメージで。体力のない人は、座って行いましょう。

※1セット、ゆっくり4回が目安です。

●八段

左足のかかとを上げ、手の平を下に向けて、床を押すつもりで力を入れて、ストンと力を抜き、背骨を震わせます。右足も同様にします。

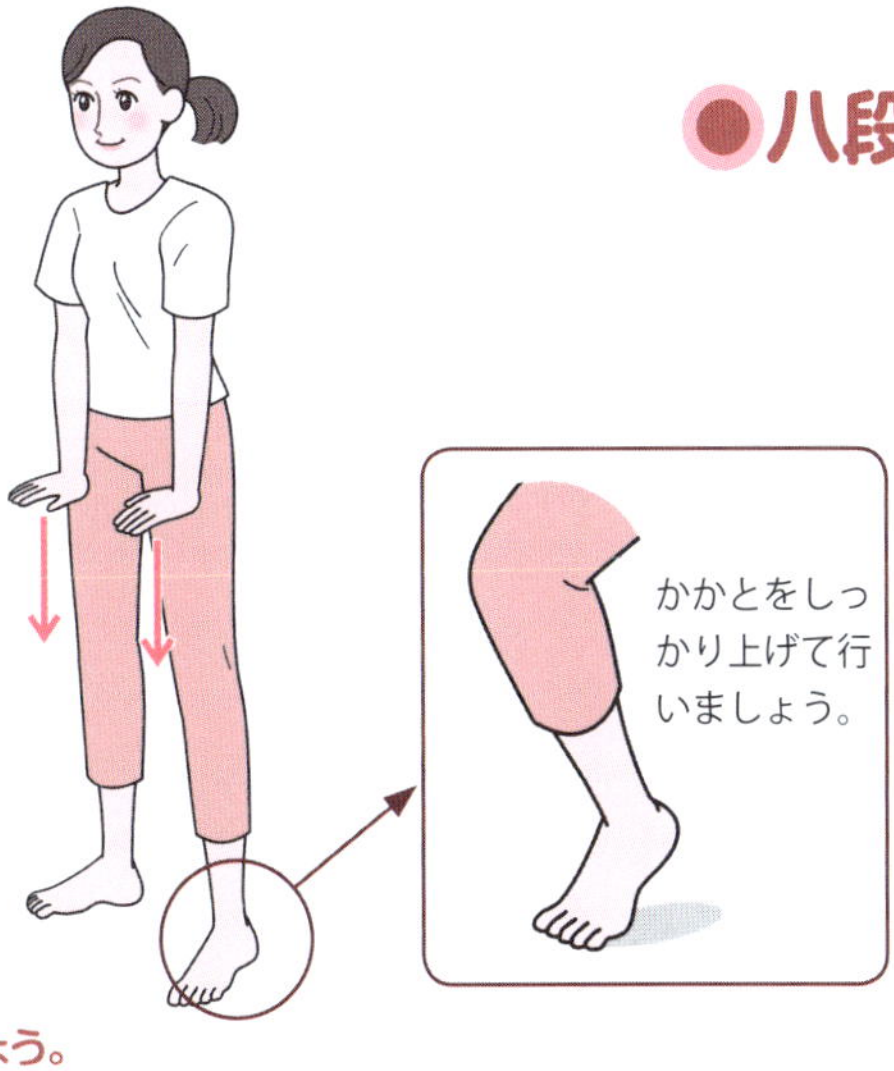

※ゆっくり、5〜10分続けましょう。

階段の昇り方と降り方

正しい姿勢を意識して行えば、階段の昇り降りは片足立ちやレッグランジなどと同じような筋トレ効果があります。日々の習慣にしてください。

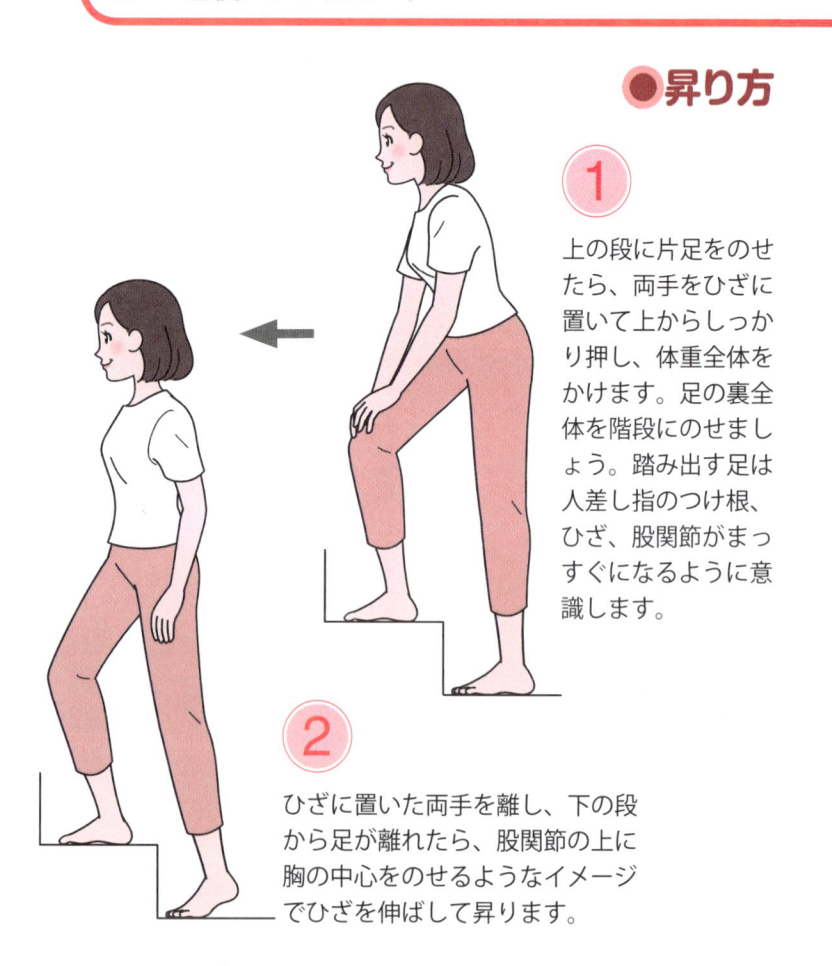

●昇り方

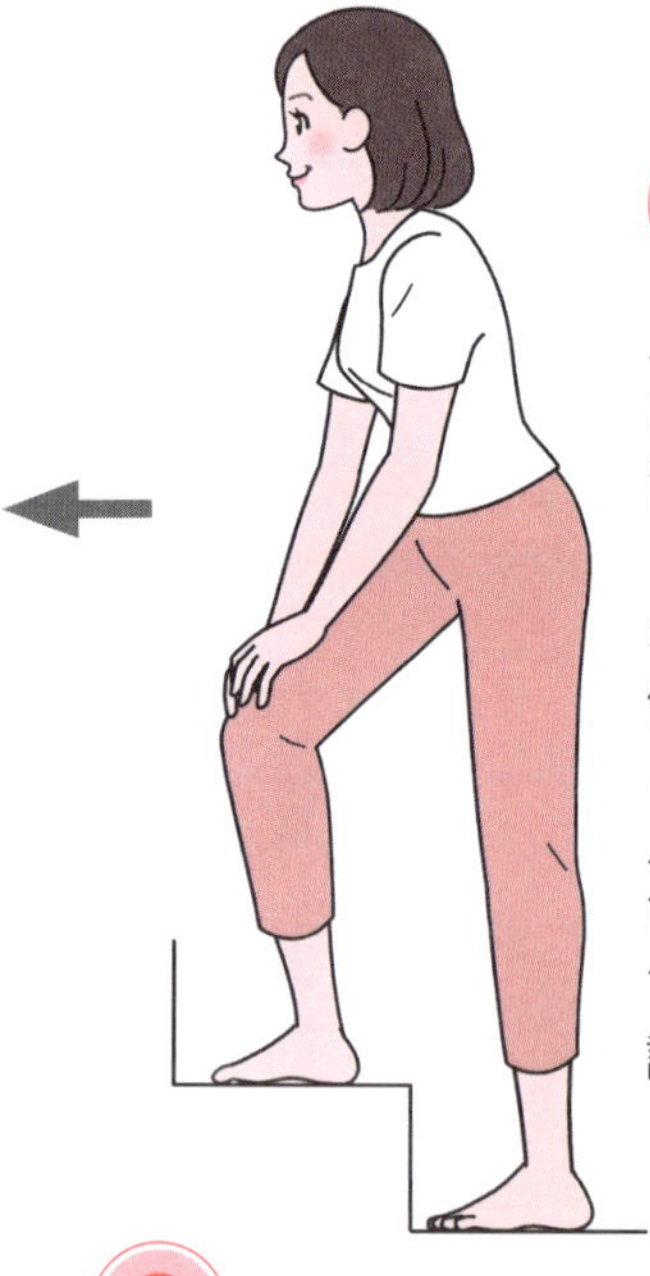

1

上の段に片足をのせたら、両手をひざに置いて上からしっかり押し、体重全体をかけます。足の裏全体を階段にのせましょう。踏み出す足は人差し指のつけ根、ひざ、股関節がまっすぐになるように意識します。

2

ひざに置いた両手を離し、下の段から足が離れたら、股関節の上に胸の中心をのせるようなイメージでひざを伸ばして昇ります。

●降り方

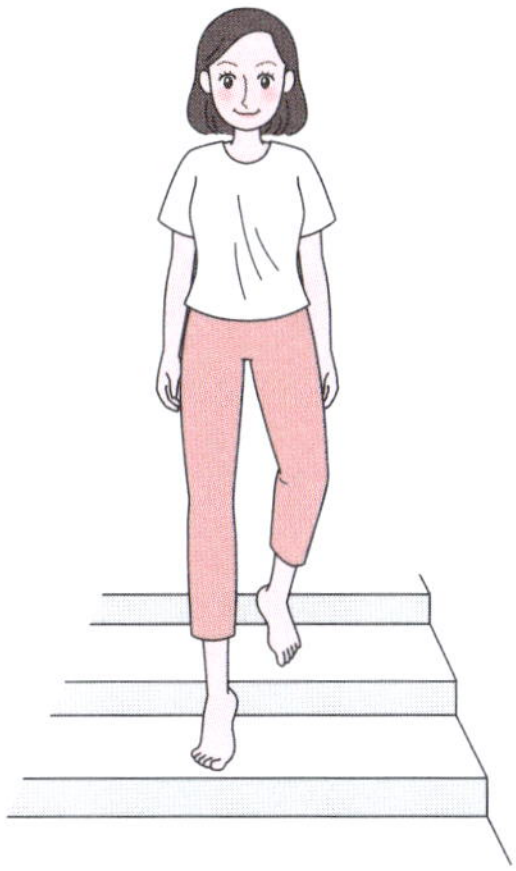

降りるときはつま先から。つま先立ちから、かかとを着くようなイメージで。踏み出す足は人差し指のつけ根、ひざ、股関節がまっすぐになるように意識します。ひざと股関節を曲げ、しっかり立ちましょう。

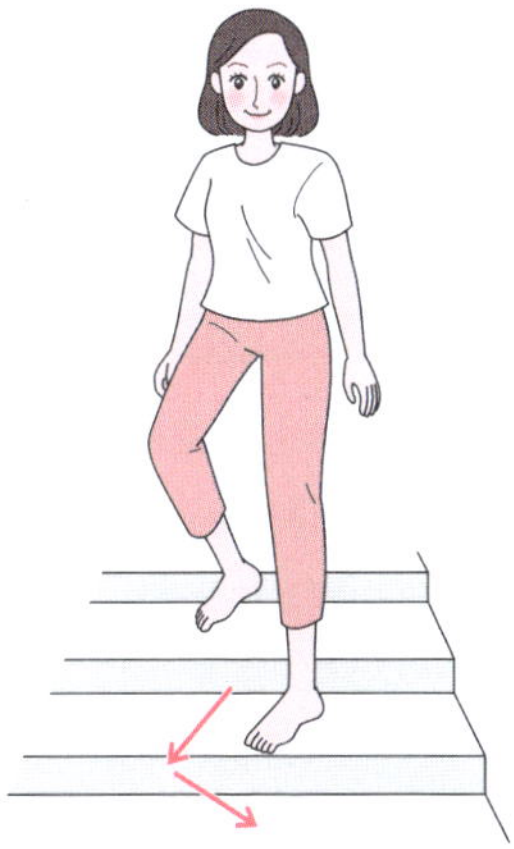

降りるときはまっすぐ進むより、スキーの斜滑降のように斜めに降りると楽です。

POINT!

手すりを使うときは軽く添える程度にし、手の届く範囲で斜滑降を交互に行いましょう。

腰痛や膝痛の人は…

腰痛や膝痛などを抱えていると、階段が嫌だという人も大勢います。つま先とひざを同じ方向に向けて、股《こ》関《かん》節《せつ》を使って立ち上がるつもりで階段を昇ります。降りるときに痛い人は、つま先が外に向いてひざがまっすぐ向く使い方をしている人が多いので、正しいつま先立ちの練習をしましょう。

C O L U M N

デュアルタスク・トレーニング

「デュアルタスク」とは、2つのことを同時に行うこと。通常、人は会話をしながらほかのことをしたり、話しながら別のことを考えたりできますが、アルツハイマー型認知症になると、デュアルタスクの能力が失われていきます。そして症状が進むと、食事をするなど日常的な動作まで忘れてしまうのです。

運動も脳のトレーニングも認知症予防に効果がありますが、この2つを同時に行うデュアルタスク・トレーニングはさらに効果が高いといわれています。やり方はとても簡単。ウォーキング仲間とおしゃべりしながら歩く、本書で紹介した体操をしながら野菜の名前を思いつく限り挙げていくなどでOK。これらのことを習慣にするだけで、デュアルタスクの能力をキープできるようになります。なお、「3歩目大また歩き」（96ページ参照）もデュアルタスク・トレーニングです。

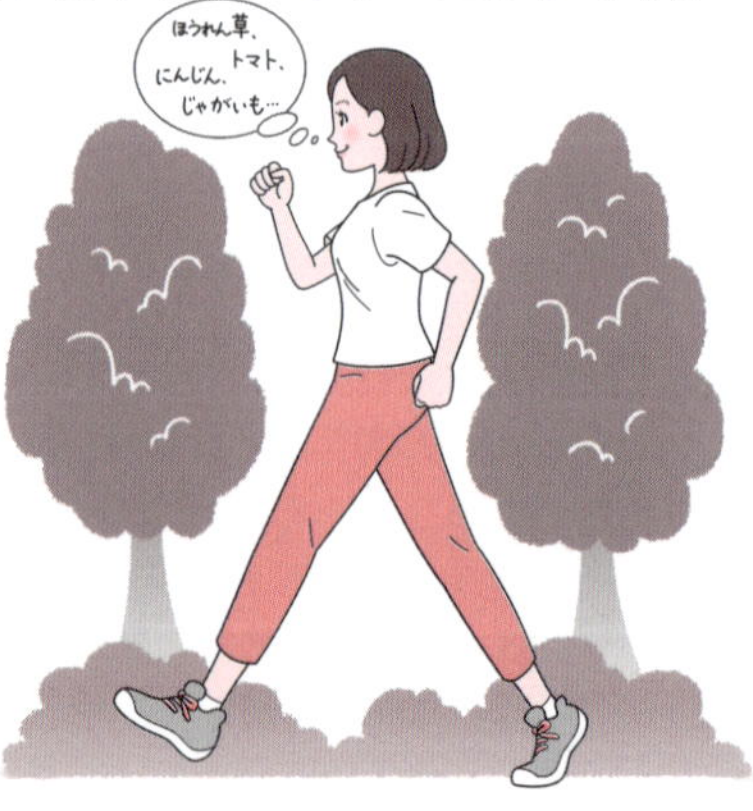

みなさんの質問に、お答えします。

Q&A

Q ひざと腰を傷めています。体操をしても大丈夫ですか。

A

年をとると足腰が弱るといいますが、足の痛みの中で多いのはひざの痛みです。整形外科の外来を訪れる人たちの中で、腰痛と膝痛を併せると大多数を占めます。高齢者ではひざの変形性膝関節症《へんけいせいしつかんせつしょう》と腰部の変形性脊椎症《へんけいせいせきついしょう》の両方を合併している人が大勢います。若くても多くのスポーツ選手が、ひざと腰の痛みを抱えています。

私の患者さんで山登りをする60代後半の人がいました。X線写真を撮ると立派な変形性変化を認めます。ひざを曲げてスクワットの構えをしてもらうと、案の定、曲げたひざが足の真ん中より内側を向いています。

「壁体操コーナースクワット」（76ページ参照）で正しいアライメントのスクワットを教えました。正しい方向だと痛みは出ません。さらに、「こんにゃく体操スクワット」（86ページ参照）、「椅子を使って片足スクワット」（83ページ参照）などで太ももの裏側から背中の筋肉を鍛えていくことを指導し、膝痛をコントロールすることができるようになりました。今では、山登り、岩登りに再挑戦しています。

Q 高齢の母が転ぶのが心配なのですが…。

A

高齢者が転ぶのが怖いのは、「転倒→骨折→寝たきり状態→認知症」という負のスパイラルに陥りやすいからです。高齢のお母さんが転ぶことを心配する気持ちはよくわかります。なぜ、高齢になると転びやすくなるのかというと、背中や身体がかたくなり、運動習慣がないと下半身がどんどん痩せて筋肉も失われ、運動能力が低下していくからです。

人の筋肉の70パーセントは下半身にあります。立って歩いたり動いたりすることで、血液が流れます。最近の研究では、筋細胞からも、元気にするホルモンが出ることがわかったそうです。

アメリカ・ハーバード大学の研究でも、下半身を鍛える運動習慣（ウォーキングやサイクリングなど）がある人は、ない人と比べて、脳卒中を発症する確率が低いという結果が出ています。

お母さんご本人はもちろん、ご家族もつらい思いをしないように、本書を参考にして、全身を動かしながら下半身を強化する運動を習慣にしてください。高齢だからとあきらめずに、継続することが大切です。

Q 早いもので齢86。今からでも間に合いますか。

A

85歳を過ぎたころからひざが痛くなり、急に歩くスピードが遅くなって、私の診療所を訪れた男性の患者さんがいます。若いころからずっと活動的で、85歳になっても積極的に身体を動かしており、「若い者にはまだまだ負けない！」という気力は十分にお持ちでしたが、さすがに身体のほうがついてこなくなった……ということでした。

まず、レントゲン撮影で足腰の状態を確認すると、たしかにひざの骨に変形が認められました。若いころからひざに負担のかかる動きをしていたのでしょう。そこで、「壁体操コーナースクワット」（76ページ参照）と、「チェック！あなたの歩き方は大丈夫？（正しい歩き方）」（92ページ参照）を指導しました。また、歩くスピードを速くするために、「3歩目大また歩き」（96ページ参照）も習慣的に行うように指導しました。

この患者さんは、私のゴルフ仲間でもあるのですが、現在90歳で、今も元気にプレイしています。しかも歩いてラウンドしているのです。このように、本書の体操は何歳から始めても遅くはなく、続ければ必ず成果が現れます。

Q ハイヒールだと足が痛くなります。直せますか。

A

ハイヒールで闊歩《かっぽ》したいけれど、足が痛くなってしまって……と悩む女性は少なくありません。ハイヒールはかかとを支えるヒールの部分が細く、前方に傾いているため、歩くときに不安定になりがち。足裏や指先に大きな負担がかかって、痛みが出てしまうのです。

ハイヒールを上手に履けない人は、ハイヒールを履いて「壁体操コーナースクワット」（76ページ参照）をすると、ひざが壁から離れてしまうはずです。おしりとひざ、足外側を壁から離さないようにしながらスクワットを行いましょう。ハイヒールを履いた足がぐらぐら揺れなくなったら、ハイヒールを履いた状態でも安定して歩けるようになります。

ハイヒールを履いてスクワットをすることに余裕が出てきたら、かかとを上げる「ヒールレイズ・スクワット」（85ページ参照）を併せて行いましょう。足裏やふくらはぎの筋力が強くなり、より安定して歩けるようになります。足が痛くてハイヒールを履けないとあきらめるのではなく、ハイヒールを履きこなす技を磨いて颯爽と歩ける身体をつくろう！　と考え、取り組みましょう。

Q A

体操の効果を高めるコツは？

本書で紹介している体操は、運動経験の少ない人でも無理なくできる内容となっていますが、安全に行いつつ効果を高めるためのコツを紹介したいと思います。

（1）**1回の回数は少なくして頻度を高くする**＝中高年の体操は「一度にたくさんやらない」が原則です。1日のうち何回かに分けて行いましょう。私がおすすめしているのは、「3回の食事のあと、トイレのあと、寝る前に行う」です。食事とトイレのあとにスクワットを数回、寝る前に「ワイパー体操」（104ページ参照）など寝っ転がってする体操を数回ずつ行えば、無理なく習慣になります。

（2）**疲れるまでやらない**＝特に足腰に痛みがある人は、無理な体操は禁物です。疲れる寸前、つらくなる手前でやめましょう。「つらい」と感じないことは、長続きさせる秘訣でもあります。

（3）**ゆっくり行う**＝一つひとつの動作をできるだけゆっくり行います。深呼吸のリズムくらいを意識し、フォームを確認しながら体操しましょう。ゆっくり身体を動かすほうが筋肉によく効き、安全でもあります。

（4）**正しいフォームで行う**＝全身が映る鏡などを用意し、正しいアライメント（姿勢・構え）で行えているか確認しながら体操してください。

（5）**継続して行う**＝筋力、柔軟性、バランス力などをつけ、足腰の痛みを改善するには、継続して体操しなければいけません。毎日少しずつ行ってください。食事をしたり、トイレに行くのと同じように、体操が生活の一部になるのをめざしましょう。

（6）**身体と相談して行う**＝毎日自分の身体と相談し、体調に合った体操をすることが大切です。痛いところはあるか、気分はどうか、疲れはあるか、身体のどの部分を使っているか、体操をしたことでどこが楽になったか、どれくらいなら楽にできるかなど、自分の身体が発する声に耳を澄ませ、身体の変化や違いをキャッチしましょう。身体の感度を高めることで、体操の効果も上がってきます。

Q 本書の体操は、40代から必要ですか。

A

40代は多少、体力の衰えを自覚するようになったとしても、まだまだ心身ともに若さを保っている年代といえるでしょう。特に、身体の故障や痛みがない人は「まだ十分にいける！　老後の対策はもっと先でいい」と思っているかもしれません。

本書で紹介しているトレーニングは、高齢になって足腰が弱った人の運動機能を高める効果がありますが、若い年代の人が行えば、若い身体をいつまでもキープできる体操でもあります。また、40代ごろから健康診断の数値が気になる人も増えてくるでしょう。ウォーキングやスクワットなどの筋力トレーニングは、高血圧や脂質異常症、糖尿病などの生活習慣病を予防する効果も期待できます。さらに、運動は脳の活性化にも大いに役立ちますから、頭の回転を今よりよくすることもできるでしょう。

元気に動ける健康な身体を40代のうちにつくっておけば、これから先、加齢とともに現れてくる身体のトラブルを予防することができます。人生をいつまでも謳歌するために、40代からぜひ本書の体操を始めてください。

Q 無理なダイエットをすると、高齢になってから心配？

A

太り過ぎは不健康な状態ですが、無理な食事制限で体重を落とすのも大きなダメージになります。食事制限をすると必要な栄養素が摂れなくなり、特に女性の場合は、カルシウム不足によって骨粗しょう症を招きやすくなるからです。自覚症状のない未受診患者を含めると、日本国内の骨粗しょう症患者は１３００万人ともいわれ、その８割が女性です。高齢になるほど発症のリスクが高くなり、ちょっとした転倒でも骨折しやすくなります。

骨粗しょう症の予防にはカルシウムの摂取、日光浴、運動がすすめられており、特に骨を強くする運動は重要です。ダイエットをしてやせるより、運動をして筋肉・骨をつけるほうが簡単です。骨は外から加えられた力に反応して強くなるという性質があるので、スクワットのように立って筋肉を使う運動は、骨量を増やすのにうってつけです。

また、１日30分程度でいいので、よい姿勢で歩くようにしましょう。戸外をウォーキングすれば日光浴を兼ねることもできます。そして、牛乳や小魚などカルシウムを多く含む食品を意識して摂るようにしましょう。

Q

1日の中で、いつ歩くのがいいですか。

A

いつでも気軽にできるのが、ウォーキングです。できるときに、ちょこっと歩いて意識して身体の手入れをしましょう。ただし、心のメンテナンスのためには、朝、歩くことがすすめられています。うつ対策としてセロトニンが有名になり、病院でもセロトニンを活性化する物質が薬として使われています。健康な人にとっても、セロトニンは脳内活性物質（やる気の元）で、そのセロトニンを出すには歩くことだといわれています。

「朝の明るさの中で行うリズミカルな運動が、セロトニンを活性化する」と、東大の私の一年先輩の有田秀穂《ありたひでほ》先生はいいます。リズミカルな運動として、たとえば呼吸法だけでもよいのですが、私は歩くことをすすめています。真言を唱えながら、野山を歩きまわる荒行をしたのが、空海《くうかい》（弘法大師《こうぼうだいし》）です。あれだけの業績を残した弘法大師の足跡を追って、現代でも多くの遍路たちによる四国巡礼を思うと、歩くことの価値は素晴らしいと思います。

私の外来でも朝起きられないという患者さんが大勢います。「朝日を浴びて歩こう、体操しよう、昼寝は15分以内ならいいから」とすすめています。

Q 本書の体操は、1日何回、1度に何セットするべきですか。

A

身体への理解が深まると身体を動かすことが面白くなり、だんだん数多く行えるようになります。本書では「1セットで4回」あるいは「1セットで5回」などと書きました。これは目安のためで、個人差があります。ふさわしい回数はご自分で見つけてください。ただ、急ぎ過ぎない、頑張り過ぎないようにしてください。頑張り過ぎても、できてしまうのが人の身体です。そして、がんばり過ぎたり、使い過ぎたりすると痛みが出て、故障するのも人の身体です。使わないと機能が落ち、使い過ぎると壊れてしまいます。

ちょうどよいところの判断は難しいですが、自分でしかわかりません。痛みはなく、もっとできるな、物足りないなというくらいだと覚えておいてください。身体の感覚を磨いて、身体のしくみを知り、上手に使いましょう。ただ体操やトレーニングすればいいというものではありません。やらないよりはずっといいけれど、ただやるのではないのです。身体のしくみを知って、いいフォーム、いい構え、いい使い方を選べるようになりましょう。そうすれば、身体がいとおしくなってくるでしょう。

著者
渡會公治　わたらい こうじ
帝京平成大学大学院健康科学研究科教授
一般社団法人美立健康協会代表理事
整形外科専門医・日本体育協会スポーツドクター
帝京大学医学部整形外科客員教授（スポーツ外来）

1947年、静岡生まれ。1975年東京大学医学部を卒業後、整形外科医としてスポーツ医学を研修。ロサンゼルス・オリンピックのチームドクターなどの体験を活かし、1988年より東京大学大学院総合文化研究科生命環境科学系身体運動研究室准教授。その後、スポーツ障害の治療法・予防手段を確立し、一流アスリートの競技力向上に務めた。近年は、運動器障害に苦しむ患者を救う「ロコモ体操」を考案し、東大駒場キャンパス、三宿病院、港区いきいきプラザなどで指導。各方面で「正しい、そして上手なからだの使い方」についての講演、寄稿、啓蒙活動も展開している。著書に『美しく立つ―スポーツ医学が教える3つのA』（文光堂）、『新版　いますぐできるロコモ体操』（家の光協会）、『予約の取れないドクターシリーズ ロコトレ』（アスコム）など多数。

参考文献：『ウォーキング指導者必携　Medical Walking』
監修　宮下充正
編集　矢野英雄、渡會公治、川内基裕
南江堂刊（2013年10月）

本文デザイン　ドット・テトラ（松原 卓）
イラスト　貴木まいこ
編集協力　株式会社オメガ社（雨宮敦子）

長生きしたければ ただ歩けばいいってものではない

2014年4月20日　初版発行

著者　渡會公治
発行者　佐藤龍夫
発行　株式会社大泉書店
住所　〒162-0805 東京都新宿区矢来町27
電話　03-3260-4001（代）
FAX　03-3260-4074
振替　00140-7-1742
印刷　ラン印刷社
製本　明光社

URL　http://www.oizumishoten.co.jp/
ISBN　978-4-278-04270-2 C0077
落丁、乱丁本は小社にてお取替えいたします。
本書の内容についてのご質問は、ハガキまたはFAX にてお願いいたします。